Soins Infirmiers

En

Dermatologie

Le Guide complet

ALEXANDRE CAREWELL

Table des matières

12

« *Dermatologie : spécialité médicale consacrée à la prévention, au diagnostic et au traitement des maladies de la peau, des cheveux, des ongles et des muqueuses.* »

Chapitre 1:
INTRODUCTION À LA DERMATOLOGIE

Définition et importance
de la dermatologie

La dermatologie, à la croisée de l'art et de la science, est cette branche médicale spécialisée dans la santé et les maladies de la peau, des cheveux, des ongles et des muqueuses. Mais réduire la dermatologie à une simple observation de la surface serait une sous-estimation. Car la peau, cet organe fascinant, est le miroir de notre corps, reflétant souvent des signes d'affections internes ou des perturbations systémiques. De l'acné de l'adolescence aux signes cutanés du lupus, la dermatologie englobe un spectre étonnamment large de conditions et de pathologies.

Pourtant, l'importance de la dermatologie va bien au-delà de sa définition technique. Dans une société où l'apparence et l'estime de soi sont intrinsèquement liées, une peau saine a des implications profondes sur la confiance et le bien-être psychologique d'un individu. Qui n'a jamais ressenti cette petite baisse de moral face à une éruption inattendue ou une marque indésirable ? C'est là que la dermatologie entre en jeu, non seulement en tant que science curative, mais aussi préventive, permettant à chacun de se sentir bien dans sa peau, au sens propre comme au figuré.

De plus, avec les évolutions rapides et constantes de la technologie médicale, la dermatologie s'adapte et innove. Elle est à la pointe des découvertes, qu'il s'agisse de traitements lasers, de thérapies géniques ou d'interventions esthétiques. Mais au cœur de cette spécialité demeure un objectif fondamental : comprendre et traiter l'individu dans sa globalité, en considérant l'interaction complexe entre la peau, l'esprit et le corps.

C'est une discipline qui exige de ses praticiens une sensibilité particulière, car chaque marque, chaque cicatrice a une histoire. Et chaque patient vient avec l'espoir de trouver des réponses, des solutions et parfois, une transformation. La dermatologie n'est pas seulement une question de peau ; elle touche à l'essence même de ce que nous sommes, à notre interaction avec le monde et à la façon dont le monde nous voit.

Brève histoire de la dermatologie

L'histoire de la dermatologie, comme celle de la médecine en général, est longue et complexe, marquée par des découvertes, des erreurs, des progrès et des innovations. L'intérêt pour la peau et ses affections remonte à l'Antiquité, avec des références médicales présentes dans les anciens textes égyptiens, grecs, romains, chinois et indiens.

Au temps de l'Égypte ancienne, la peau était déjà au centre des préoccupations, et des pommades et des onguents étaient élaborés pour traiter diverses affections cutanées. Hippocrate, le père de la médecine moderne, avait répertorié des conditions telles que l'urticaire, la gale et d'autres maladies cutanées.

Cependant, c'est au Moyen Âge, en Europe, que les bases de la dermatologie moderne ont commencé à prendre forme. Les maladies de la peau, souvent associées à des superstitions et des croyances religieuses, étaient traitées par des barbiers-chirurgiens plutôt que par des médecins.

La lèpre, en particulier, a eu un impact profond sur la perception et le traitement des affections cutanées.

Le véritable tournant pour la dermatologie est survenu au 19ème siècle. Avec l'avènement de la méthode scientifique et l'amélioration des outils diagnostiques, le champ a connu une explosion de connaissances. En France, Jean-Louis Alibert et Ferdinand Rayer ont été des pionniers, établissant les fondements de la dermatologie clinique. Ils ont été suivis par d'autres à travers l'Europe, qui ont systématiquement classé et documenté diverses maladies cutanées.

Le 20ème siècle a vu l'avènement des premières thérapies efficaces pour de nombreuses affections cutanées, avec la découverte des antibiotiques, l'avènement de la chirurgie dermatologique et le développement des premiers traitements laser. La seconde moitié du siècle a été marquée par une avancée sans précédent dans la compréhension des mécanismes moléculaires et génétiques sous-jacents aux maladies de la peau.

Aujourd'hui, la dermatologie est à la confluence de la science traditionnelle et de l'innovation technologique. Avec les avancées en biologie moléculaire, génomique, et technologie laser, la dermatologie est plus équipée que jamais pour répondre aux besoins des patients, offrant des solutions pour des conditions autrefois considérées comme incurables. Ainsi, cette brève histoire témoigne de la résilience et de l'évolution continue d'un domaine centré sur la santé, le bien-être et, inévitablement, notre identité humaine.

Rôle et importance
de l'infirmier en dermatologie

L'infirmier en dermatologie est bien plus qu'un simple auxiliaire du dermatologue. Véritable acteur de soins, il joue un rôle central dans la prise en charge des patients, alliant compétences techniques et qualités humaines.

Tout d'abord, l'infirmier en dermatologie est souvent le premier point de contact pour le patient. Il recueille les antécédents médicaux, évalue la gravité des symptômes et oriente le patient vers le parcours de soins le plus adapté. Par ce premier contact, il joue un rôle essentiel dans la réassurance du patient, souvent inquiet ou gêné par les manifestations cutanées.

De plus, l'infirmier se charge d'un certain nombre de procédures techniques : préparation et assistance lors d'interventions chirurgicales mineures, réalisation de pansements complexes, administration de traitements topiques ou systémiques, ou encore éducation thérapeutique pour enseigner au patient comment gérer sa maladie au quotidien.

Mais au-delà de ces compétences techniques, l'infirmier en dermatologie joue un rôle primordial dans le suivi psychologique des patients. Les affections de la peau, visibles et parfois stigmatisantes, peuvent avoir un impact profond sur l'estime de soi et la qualité de vie. L'infirmier est là pour écouter, conseiller, et soutenir le patient dans son parcours de soins, faisant souvent preuve d'empathie et de patience.

L'éducation du patient est aussi au cœur du métier. Que ce soit pour l'application correcte d'un traitement, la protection solaire ou la détection précoce des signes de complications, l'infirmier est un éducateur de santé, armant ses patients des connaissances nécessaires pour prendre leur santé en main.

Avec l'évolution rapide de la médecine et de la technologie, l'infirmier en dermatologie est aussi en constante formation, se tenant au courant des dernières avancées pour offrir les meilleurs soins possibles.

L'infirmier en dermatologie est un pilier central de l'équipe médicale. Par sa proximité avec le patient, ses compétences techniques et son rôle d'éducateur, il contribue de manière inestimable au bien-être des patients et à la qualité des soins en dermatologie. Sa présence rassurante et son expertise sont essentielles pour offrir une prise en charge globale et humanisée à chaque individu qu'il rencontre.

Chapitre 2:
ANATOMIE ET PHYSIOLOGIE CUTANÉE

Structure de la peau

La peau, organe extérieur le plus étendu du corps humain, est bien plus qu'une simple enveloppe protectrice. Sa structure complexe la rend apte à remplir de multiples fonctions, notamment la protection contre les agressions extérieures, la régulation thermique et la sensation. Pour comprendre ces fonctions, il est essentiel de s'intéresser à sa structure multi-couches et aux différentes cellules qui la composent.

1. L'épiderme: C'est la couche superficielle de la peau, celle qui est en contact direct avec l'environnement. Elle est principalement composée de kératinocytes, des cellules produisant la kératine, une protéine qui confère à la peau sa propriété protectrice. L'épiderme est subdivisé en plusieurs couches, depuis la couche basale, où de nouveaux kératinocytes sont constamment produits, jusqu'à la couche cornée, où les cellules sont totalement kératinisées et finissent par se détacher. Cette couche comprend également les mélanocytes, responsables de la production de mélanine (pigment de la peau), ainsi que les cellules de Langerhans, acteurs clés de la réponse immunitaire cutanée.

2. Le derme: Situé juste en dessous de l'épiderme, le derme est une couche épaisse et dense composée principalement de fibres de collagène et d'élastine, qui donnent à la peau sa résistance et son élasticité. Il contient également les annexes cutanées, telles que les glandes sébacées, les glandes sudoripares et les follicules pileux. Le derme est riche en vaïsseaux sanguins, en lymphatiques et en nerfs, ce qui lui permet d'assurer la nutrition de la peau, d'évacuer les déchets et de transmettre des sensations.

3. L'hypoderme: C'est la couche la plus profonde, principalement composée de tissu adipeux. L'hypoderme sert d'isolant thermique, de réserve énergétique et joue un rôle dans la protection contre les chocs physiques. Il assure également la liaison entre la peau et les tissus sous-jacents, tels que les muscles ou les os.

Au-delà de ces trois principales couches, la peau est truffée de récepteurs sensoriels, qui lui permettent de percevoir des stimuli variés, comme la température, la pression ou la douleur. Ces récepteurs, associés à un réseau nerveux dense, font de la peau un organe sensoriel à part entière, en perpétuelle interaction avec son environnement.

La structure de la peau reflète sa complexité et son adaptabilité. Cet organe, à la fois barrière et interface, joue un rôle crucial dans la protection, la régulation et la perception, tout en s'adaptant constamment aux besoins et aux agressions du quotidien.

Fonctions et rôles de la peau

La peau, souvent décrite comme l'enveloppe du corps, remplit une multitude de fonctions vitales qui vont bien au-delà de sa simple apparence extérieure. Elle est le reflet de notre santé, de notre bien-être et joue un rôle clé dans plusieurs processus physiologiques. Pour appréhender pleinement son importance, explorons les principales fonctions et rôles de cet organe remarquable.

1. Protection:

Barrière physique : La couche cornée de l'épiderme, composée de cellules kératinisées, offre une première ligne de défense contre les agressions mécaniques, chimiques et microbiennes.

- **Barrière immunitaire :** Les cellules de Langerhans, présentes dans l'épiderme, sont des sentinelles de l'immunité qui détectent et réagissent face aux agents pathogènes.
- **Protection UV :** Les mélanocytes, en produisant la mélanine, protègent la peau contre les effets nocifs des rayons ultraviolets.

2. Régulation thermique :

- **Transpiration :** Les glandes sudoripares produisent de la sueur, qui, en s'évaporant, refroidit la surface de la peau et aide à réguler la température corporelle.
- **Vasodilatation et vasoconstriction :** Les vaisseaux sanguins de la peau peuvent se dilater ou se contracter pour libérer ou conserver la chaleur.

3. Sensation :

Grâce à un réseau dense de récepteurs nerveux, la peau est sensible à divers stimuli tels que la température, la pression, la douleur et le toucher. Cette perception sensorielle nous connecte à notre environnement et participe à notre expérience du monde.

4. Synthèse et sécrétion :

- **Vitamine D :** Sous l'effet des rayons UVB, la peau synthétise la vitamine D, essentielle à la santé osseuse.
- **Sébum :** Les glandes sébacées produisent du sébum, une substance huileuse qui lubrifie et imperméabilise la peau.

5. Absorption :

La peau peut absorber certains médicaments, produits chimiques et substances, d'où l'importance de soins cutanés appropriés et la popularité de patchs médicamenteux.

6. Réserve d'énergie :

L'hypoderme, composé de tissu adipeux, sert de réserve

d'énergie pour l'organisme. Cette couche stocke les lipides, fournissant une source d'énergie en cas de besoin.

7. Esthétique et communication :
La peau reflète notre état de santé général, nos émotions (comme le rougissement) et contribue à notre identité visuelle. Elle joue un rôle dans les interactions sociales et la perception de soi.

La peau est un organe polyvalent et dynamique qui joue un rôle essentiel dans de nombreuses fonctions vitales. Sa capacité à interagir avec l'environnement, à protéger l'organisme et à participer à diverses fonctions physiologiques témoigne de son importance dans notre bien-être global.

Maladies cutanées courantes

La peau, en tant qu'interface entre notre organisme et l'environnement, est susceptible à une myriade d'affections. Ces troubles peuvent résulter de facteurs génétiques, environnementaux, infectieux, immunitaires ou encore de réactions allergiques. Voici une présentation de certaines des maladies cutanées les plus courantes :

1. Acné :
Caractérisée par des éruptions de boutons, de points noirs et de kystes, l'acné est souvent due à une surproduction de sébum associée à une obstruction des follicules pilo-sébacés.

2. Eczéma (ou dermatite atopique) :
Il s'agit d'une affection inflammatoire chronique de la peau entraînant des démangeaisons, des rougeurs et des desquamations. Elle peut être due à des facteurs génétiques, allergiques ou environnementaux.

3. Psoriasis :
C'est une maladie inflammatoire chronique de la peau,

caractérisée par des plaques rouges recouvertes de squames blanchâtres. Elle peut être associée à des facteurs génétiques ou immunitaires.

4. Urticaire :

Se manifestant par des plaques rouges qui démangent, l'urticaire peut être déclenchée par de nombreux facteurs, notamment les allergènes, les infections, les médicaments ou le stress.

5. Mycoses cutanées :

Caused by fungi, these infections can affect different parts of the body, including the feet (athlete's foot), the nails, or the body in general. They appear as red, scaly patches and can be accompanied by itching.

6. Vitiligo :

Cette affection auto-immune se manifeste par la disparition de la pigmentation de certaines zones de la peau, donnant des patches blanches incolores.

7. Herpès :

Causé par le virus herpès simplex, cette infection se manifeste par des poussées de vésicules douloureuses, généralement autour de la bouche ou des organes génitaux.

8. Zona :

Il s'agit d'une réactivation du virus varicelle-zona, généralement associée à des éruptions douloureuses et à des vésicules le long d'un nerf.

9. Rosacée :

Elle se caractérise par des rougeurs, des petits vaisseaux apparents, des pustules et des papules, généralement sur le visage.

10. Verrues :

Causées par le papillomavirus humain (PVH), ces petites excroissances peuvent apparaître sur n'importe quelle partie du corps.

11. Mélanome :

C'est la forme la plus agressive de cancer de la peau,

souvent associée à une exposition excessive au soleil ou à des antécédents familiaux.

Il est essentiel de noter que face à toute anomalie cutanée ou persistance de symptômes, il est recommandé de consulter un dermatologue. Une détection précoce et une prise en charge adaptée sont cruciales pour nombre de ces affections.

Chapitre 3:
RÔLE DE L'INFIRMIER
EN DERMATOLOGIE

Tâches quotidiennes et responsabilités

L'infirmier spécialisé en dermatologie joue un rôle crucial dans la prise en charge des patients souffrant de maladies cutanées. Au-delà des tâches générales d'infirmier, il a des responsabilités spécifiques liées à cette spécialité. Voici un aperçu détaillé de ses missions quotidiennes et de ses responsabilités :

1. Evaluation clinique :
   - Réaliser un examen initial de la peau du patient, en notant les zones affectées, le type et l'extension des lésions.
   - Effectuer des suivis réguliers pour évaluer l'évolution de la maladie et l'efficacité des traitements.
2. Administration des traitements :
   - Appliquer des crèmes, des lotions ou des médicaments topiques.
   - Assister le dermatologue lors de procédures telles que les biopsies, la cryothérapie ou la photothérapie.
   - Administrer des médicaments par voie orale, intraveineuse ou sous-cutanée, en suivant les prescriptions.
3. Education du patient :
   - Instruire les patients sur les bonnes pratiques d'hygiène cutanée.
   - Expliquer les traitements, leurs effets secondaires potentiels et la manière de les gérer.
   - Conseiller sur la prévention, notamment en matière de protection solaire.

4. Soutien psychologique :

Offrir un soutien émotionnel, car certaines affections cutanées peuvent impacter la confiance et l'estime de soi.

Orienter, si nécessaire, vers des ressources spécialisées, telles que des groupes de soutien ou des psychologues.

5. Coordination des soins :

Travailler en étroite collaboration avec le dermatologue, mais aussi avec d'autres professionnels de santé (allergologues, nutritionnistes, chirurgiens plastiques, etc.).

Organiser et planifier des rendez-vous pour des examens complémentaires ou des interventions chirurgicales.

6. Tenue des dossiers médicaux :

Documenter avec précision tous les soins prodigués, les observations et les évolutions de l'état cutané du patient.

Mettre à jour les dossiers médicaux après chaque consultation ou traitement.

7. Maintien des compétences professionnelles :

Participer régulièrement à des formations et à des séminaires pour rester à jour sur les dernières avancées en dermatologie.

Collaborer avec des pairs pour échanger des connaissances et des expériences.

8. Gestion du matériel et de l'hygiène :

Veiller à la propreté et à la stérilisation des instruments et du matériel utilisé.

S'assurer que les fournitures médicales sont bien approvisionnées.

L'infirmier en dermatologie est un pilier essentiel dans la prise en charge des patients souffrant d'affections cutanées. Il allie compétences cliniques, sens de l'écoute et pédagogie pour offrir des soins holistiques et adaptés.

Collaboration interprofessionnelle : travail avec dermatologues, chirurgiens et autres spécialistes

La médecine moderne, en particulier dans un domaine aussi vaste et interconnecté que la dermatologie, repose sur une collaboration étroite entre différents professionnels de santé. L'infirmier en dermatologie ne travaille pas en silo, mais évolue au sein d'une équipe multidisciplinaire. Examinons comment cette collaboration s'articule et pourquoi elle est essentielle pour une prise en charge optimale du patient.

1. Avec les dermatologues :
- **Communication régulière :** L'infirmier informe le dermatologue de l'état du patient, de ses inquiétudes et de ses réactions aux traitements.
- **Assistance lors des procédures :** Lors de biopsies, de cryothérapies ou d'autres interventions, l'infirmier prépare le matériel, assiste le dermatologue et veille au confort du patient.
- **Orientation :** L'infirmier, par sa proximité avec le patient, peut détecter des besoins spécifiques et suggérer une consultation approfondie avec le dermatologue.

2. Avec les chirurgiens plastiques et reconstructeurs :
- **Transferts de patients :** Dans le cas de lésions nécessitant une chirurgie (comme le mélanome), l'infirmier coordonne le transfert du patient vers le chirurgien.
- **Préparation préopératoire :** L'infirmier prépare le patient pour la chirurgie, en informant sur le déroulement, les risques et les soins post-opératoires.
- **Suivi post-opératoire :** Après l'intervention, l'infirmier est souvent le premier point de contact pour les soins

de plaie, la gestion de la douleur et la surveillance des complications éventuelles.

3. Avec d'autres spécialistes :

- **Allergologues :** Pour les cas d'eczéma, d'urticaire ou d'autres réactions allergiques, l'infirmier peut collaborer avec l'allergologue pour identifier les allergènes et ajuster les traitements.
- **Nutritionnistes :** Certains problèmes de peau peuvent être liés à l'alimentation. L'infirmier peut orienter le patient vers un nutritionniste pour des conseils alimentaires spécifiques.
- **Rhumatologues :** Dans le cas du psoriasis, il existe un risque de développer une arthrite psoriasique. Une collaboration entre l'infirmier, le dermatologue et le rhumatologue est cruciale pour une prise en charge globale.
- **Psychologues :** Les maladies cutanées peuvent avoir un impact psychologique majeur. L'infirmier peut suggérer une consultation psychologique pour aider le patient à gérer stress, anxiété ou dépression liés à son état cutané.

4. Collaboration avec d'autres infirmiers :

La formation continue, les échanges d'expériences et la coordination des soins entre infirmiers spécialisés sont essentiels pour garantir des soins cohérents et de haute qualité.

La collaboration interprofessionnelle permet une prise en charge holistique du patient. Chaque professionnel apporte sa pierre à l'édifice, garantissant ainsi que toutes les facettes de la santé du patient sont prises en compte. Pour l'infirmier en dermatologie, cette collaboration est essentielle pour garantir une prise en charge optimale et individualisée.

Gestion des patients
et relations humaines

La gestion des patients en dermatologie va bien au-delà du simple traitement des affections cutanées. Elle implique une compréhension profonde des besoins émotionnels, psychologiques et sociaux des patients. Les relations humaines sont au cœur de ce processus. Examinons comment l'infirmier en dermatologie gère ces aspects essentiels de la prise en charge.

1. Établissement de la confiance :
   - **Écoute active :** L'infirmier doit prêter attention aux préoccupations du patient, poser des questions ouvertes et valider les sentiments du patient.
   - **Empathie :** Comprendre et partager les sentiments du patient renforce le lien thérapeutique.
2. Education et communication :
   - **Information claire :** L'infirmier doit expliquer les diagnostics, les traitements et les procédures de manière compréhensible, en évitant le jargon médical trop complexe.
   - **Encourager le dialogue :** Les patients doivent se sentir à l'aise pour poser des questions, exprimer des inquiétudes ou demander des clarifications.
3. Gestion de l'anxiété et du stress :
   - **Soutien émotionnel :** Les affections cutanées peuvent affecter l'estime de soi. L'infirmier doit offrir un soutien émotionnel, rassurer le patient et, si nécessaire, recommander une aide psychologique.
   - **Techniques de relaxation :** Dans certains cas, l'infirmier peut enseigner des techniques de respiration ou de relaxation pour aider à gérer l'anxiété liée aux procédures ou aux traitements.

4. Confidentialité :

   Respect de la vie privée : L'infirmier doit toujours assurer la confidentialité des informations médicales et personnelles du patient.

   Discussion en tête-à-tête : Offrir un espace privé pour discuter des préoccupations sensibles ou intimes.

5. Sensibilité culturelle :

   Comprendre les différences : Les croyances, les valeurs et les pratiques culturelles peuvent influencer la perception de la maladie et la prise en charge. L'infirmier doit être informé et respectueux de ces différences.

   Interprètes et ressources : Si nécessaire, faire appel à des interprètes ou à d'autres ressources pour garantir une communication claire et efficace.

6. Collaboration avec la famille et les proches :

   Intégration dans le processus de soins : Impliquer la famille peut renforcer le soutien émotionnel et aider à la gestion des traitements à domicile.

   Education : Enseigner aux proches les soins de base, la reconnaissance des symptômes et quand consulter.

7. Gestion des attentes :

   Honnêteté : Informer le patient de ce qu'il peut raisonnablement attendre des traitements, tout en évitant de susciter de faux espoirs.

   Feedback régulier : Informer le patient de l'évolution de son état et ajuster les attentes en conséquence.

La gestion des patients en dermatologie nécessite une approche centrée sur le patient, où les compétences cliniques se combinent à une véritable humanité. L'infirmier, par sa proximité et son contact régulier avec le patient, joue un rôle central dans la création de cette relation de confiance et de respect mutuel.

Chapitre 4:
TECHNIQUES
ET PROCÉDURES COURANTES

Prélèvements cutanés : biopsies et cultures

Les prélèvements cutanés, tels que les biopsies et les cultures, sont des procédures courantes en dermatologie pour aider au diagnostic et au traitement des affections cutanées. Ils sont essentiels pour comprendre la nature exacte de la lésion ou de l'infection et pour orienter la prise en charge. L'infirmier joue un rôle crucial dans la préparation, l'exécution et le suivi de ces procédures.

1. Comprendre les raisons :
   - **Biopsie :** Ce prélèvement de tissu est effectué pour examiner les cellules au microscope, permettant de diagnostiquer diverses affections, telles que les cancers cutanés ou les inflammations.
   - **Culture :** Elle permet d'identifier les agents infectieux, comme les bactéries ou les champignons, en les faisant croître en laboratoire.
2. Préparation du patient :
   - **Information :** L'infirmier doit expliquer la procédure, ses raisons et ses bénéfices au patient.
   - **Consentement éclairé :** S'assurer que le patient comprend les implications et recueillir son consentement écrit.
   - **Préparation de la zone :** Nettoyer et désinfecter la région concernée.

3. Réalisation du prélèvement :
   Biopsie :

   Types courants : Il existe différents types de biopsies (ponction, incisionnelle, excisionnelle) en fonction de la taille et de la nature de la lésion.

   Anesthésie : Une anesthésie locale est souvent administrée pour réduire l'inconfort.

   Technique : L'infirmier, en collaboration avec le dermatologue, prélève un échantillon de tissu à l'aide d'un instrument tranchant.

   Culture :

   Échantillonnage : Un échantillon est prélevé, souvent à l'aide d'un écouvillon, d'une zone suspecte d'infection.

   Transfert : L'échantillon est placé dans un milieu de culture approprié et envoyé au laboratoire pour analyse.

4. Soins post-procédure :

   Instructions : Informer le patient sur les soins de la plaie, la surveillance des signes d'infection et l'importance de garder la région propre et sèche.

   Suivi : Programmer un rendez-vous pour retirer les points de suture, si nécessaire, et discuter des résultats.

   Gestion de la douleur : Conseiller le patient sur la gestion de la douleur, notamment l'utilisation d'analgésiques en vente libre ou la prescription de médicaments, si nécessaire.

5. Communication des résultats :

   Résultats de la biopsie : Les résultats peuvent aider à confirmer un diagnostic, à déterminer le stade d'une maladie ou à orienter le traitement.

   Résultats de la culture : Ils permettent d'identifier l'agent infectieux et, souvent, sa sensibilité aux antimicrobiens.

6. Rôle de l'infirmier :
- **Rassurer** : L'infirmier offre un soutien émotionnel, surtout si le patient est anxieux ou inquiet concernant les résultats.
- **Coordination** : L'infirmier collabore avec le laboratoire et le dermatologue pour s'assurer que les échantillons sont correctement traités et que les résultats sont communiqués en temps voulu.

Les prélèvements cutanés sont des outils diagnostiques essentiels en dermatologie. Grâce à son expertise, l'infirmier joue un rôle central dans la réussite de ces procédures, garantissant la sécurité, le confort et l'information du patient tout au long du processus.

Thérapies topiques : pommades, crèmes et gels

Dans le vaste domaine de la dermatologie, les thérapies topiques, notamment les pommades, crèmes et gels, occupent une place prépondérante. Elles permettent de traiter directement les affections cutanées et offrent une variété d'options thérapeutiques. L'infirmier, au cœur de la prise en charge du patient, joue un rôle essentiel dans l'application, l'éducation et le suivi de ces traitements.

1. Comprendre les bases :
Formulations :
- **Pommades** : préparations à base d'huile, souvent occlusives, idéales pour les peaux très sèches.
- **Crèmes** : émulsions d'eau dans l'huile ou d'huile dans l'eau, adaptées à la plupart des types de peau.

Gels : à base d'eau, légers et souvent utilisés pour les zones grasses ou les affections comme l'acné.

Ingrédients actifs : Varient selon la maladie traitée, pouvant inclure des corticostéroïdes, des antimicrobiens, des antifongiques, des agents kératolytiques, entre autres.

2. Application correcte :

Nettoyage : Commencer par nettoyer délicatement la zone concernée.

Quantité : Utiliser la quantité prescrite, généralement une fine couche.

Technique : Appliquer en douceur, sans frotter excessivement. Certains traitements nécessitent un massage léger.

3. Éducation du patient :

Fréquence : Informer le patient sur la fréquence d'application.

Effets secondaires : Discuter des effets secondaires potentiels et de la manière de les reconnaître.

Conservation : Conseiller sur la manière de stocker le produit pour garantir son efficacité.

Interactions : Parler des autres produits ou médicaments qui pourraient interagir avec le traitement topique.

4. Gestion des effets secondaires :

Irritation : Certains produits peuvent provoquer des rougeurs ou des démangeaisons. Il est essentiel d'évaluer la sévérité et d'ajuster le traitement si nécessaire.

Atrophie cutanée : Les corticostéroïdes topiques, lorsqu'ils sont utilisés à long terme, peuvent amincir la peau. Une surveillance régulière est essentielle.

Réactions allergiques : Reconnaître les signes d'une réaction allergique et conseiller le patient sur les étapes à suivre.

5. Importance de l'adhérence :

- **Régularité :** Souligner l'importance de l'application régulière pour maximiser les bénéfices.
- **Durée :** Certains traitements nécessitent une utilisation prolongée pour observer des résultats, tandis que d'autres sont plus courts.

6. Rôle de l'infirmier :

- **Démonstration :** Montrer au patient la technique d'application correcte.
- **Évaluation :** Revoir régulièrement l'état de la peau du patient pour s'assurer de l'efficacité du traitement.
- **Feedback :** Encourager le patient à partager ses expériences et ajuster le traitement si nécessaire.

Les thérapies topiques sont un pilier du traitement dermatologique. L'infirmier, par son approche pratique et éducative, veille à ce que le patient bénéficie pleinement de ces traitements, garantissant une utilisation sûre, efficace et adaptée à chaque cas.

Gestion des plaies et soins des sutures

Les soins des plaies et des sutures sont une composante essentielle de la dermatologie, notamment après des interventions chirurgicales ou des biopsies. Ces soins visent à favoriser une guérison optimale, prévenir les infections et minimiser les cicatrices. L'infirmier, avec sa compétence et son savoir-faire, est au premier plan pour assurer la qualité de ces soins et éduquer le patient à leur sujet.

1. Évaluation initiale de la plaie :

- **Profondeur et étendue :** Identifier la gravité de la plaie pour choisir le meilleur protocole de soin.
- **Signes d'infection :** Recherche de rougeur, chaleur, œdème, pus ou douleur excessive.

- **Type de suture :** Les sutures peuvent être résorbables ou non résorbables, superficielles ou profondes.

2. Nettoyage et désinfection :
   - **Saline physiologique :** Elle est souvent utilisée pour nettoyer la plaie délicatement.
   - **Antiseptiques :** Application d'agents comme la chlorhexidine ou la povidone iodée pour désinfecter.

3. Soins des sutures :
   - **Protection :** Utilisation de pansements stériles pour protéger la plaie des agents contaminants.
   - **Évitement :** Il est conseillé de ne pas mouiller la zone sutured pendant les premières 24 à 48 heures.
   - **Observation :** Surveiller les signes de tension ou de lâchage des sutures.

4. Changement des pansements :
   - **Fréquence :** Selon les recommandations du médecin, certains pansements nécessitent des changements réguliers.
   - **Technique :** Retirer avec précaution pour éviter d'aggraver la plaie ou de tirer sur les sutures.

5. Prévention des cicatrices :
   - **Hydratation :** L'application d'agents hydratants peut aider à réduire la formation de cicatrices.
   - **Protection solaire :** Les plaies guéries peuvent être sensibles au soleil, d'où l'importance d'utiliser un écran solaire pour éviter les hyperpigmentations.

6. Éducation du patient :
   - **Consignes post-opératoires :** Fournir des directives claires sur les soins à domicile, la reconnaissance des complications et le moment de consulter.
   - **Mobilisation :** Conseiller le patient sur les activités à éviter pour prévenir la tension sur la plaie.

7. Retrait des sutures :
   - **Moment :** Le retrait est généralement effectué selon un calendrier précis, dépendant de la localisation et de la nature de la plaie.

Technique : Utilisation de pinces et de ciseaux stériles, tout en veillant à minimiser l'inconfort.

8. Rôle de l'infirmier :

- **Communication :** Rassurer le patient, expliquer chaque étape des soins et répondre aux questions.
- **Surveillance :** Identifier et traiter rapidement toute complication.
- **Coordination :** Collaborer avec le dermatologue ou le chirurgien pour un suivi approprié.

La gestion efficace des plaies et des soins des sutures est cruciale pour assurer une guérison sans complications. L'infirmier, par sa formation et son expérience, veille à ce que chaque patient reçoive des soins de qualité, tout en étant un pilier d'information et de soutien tout au long du processus de guérison.

Chapitre 5:
AFFECTIONS DERMATOLOGIQUES COURANTES

Dermatoses inflammatoires : eczéma, psoriasis

Les dermatoses inflammatoires, parmi lesquelles l'eczéma et le psoriasis, sont des affections cutanées courantes qui affectent de nombreux individus à travers le monde. Caractérisées par une inflammation et des lésions cutanées, elles peuvent causer une gêne significative et avoir un impact sur la qualité de vie des patients. L'infirmier en dermatologie est au cœur de la prise en charge, de l'éducation et du soutien aux patients atteints de ces conditions.

1. Eczéma (Dermatite atopique) :
    Caractéristiques :
        Rougeur, prurit, plaques sèches.
        Peut être déclenché par des allergènes, des irritants, des facteurs environnementaux.
    Traitements :
        Hydratation : L'application de crèmes et d'onguents pour restaurer la barrière cutanée.
        Corticostéroïdes topiques : Pour réduire l'inflammation.
        Antihistaminiques : Afin de contrôler les démangeaisons.
        Traitements systémiques : Dans les cas graves ou réfractaires.

Rôle de l'infirmier :

- **Éducation :** Sensibiliser le patient sur les déclencheurs potentiels et la manière de minimiser les poussées.
- **Application :** Démontrer la manière correcte d'appliquer les médicaments.
- **Surveillance :** Évaluer régulièrement l'état de la peau et l'efficacité du traitement.

2. Psoriasis :

- Caractéristiques :
- Plaques épaisses, rouges, avec des squames argentées.
- Peut être associé à des douleurs articulaires dans le cas du psoriasis arthropathique.
- Traitements :
- **Traitements topiques :** Corticostéroïdes, dérivés de la vitamine D, tazarotène.
- **Photothérapie :** Utilisation de la lumière UVB pour réduire l'inflammation.
- **Traitements systémiques :** Médicaments comme le méthotrexate ou la ciclosporine.
- **Traitements biologiques :** Injections qui ciblent des parties spécifiques du système immunitaire.
- Rôle de l'infirmier :
- **Éducation :** Informer le patient sur la nature chronique de la maladie et les options de traitement.
- **Surveillance :** Évaluer les effets secondaires des traitements et ajuster les dosages.
- **Support :** Fournir un soutien émotionnel face aux défis psychosociaux liés au psoriasis.

3. Facteurs communs :

- **Stress :** Les deux affections peuvent être exacerbées par le stress, il est donc crucial de reconnaître son impact et de proposer des stratégies de gestion.

- **Aspect psychosocial :** L'impact sur l'estime de soi, l'anxiété et la dépression doit être pris en compte dans la prise en charge.
- **Liaisons avec d'autres spécialités :** Parfois, il est nécessaire de collaborer avec d'autres professionnels de santé, comme les rhumatologues pour le psoriasis arthropathique.

4. Rôle de l'infirmier :

- **Communication :** Établir une relation de confiance avec le patient, répondre aux questions et préoccupations.
- **Gestion des soins :** Coordonner avec le dermatologue pour un plan de soins individualisé.
- **Recherche :** Se tenir informé des dernières avancées et traitements disponibles.

Les dermatoses inflammatoires, malgré leur prévalence, nécessitent une prise en charge adaptée et nuancée. L'infirmier joue un rôle essentiel en offrant des soins de qualité, en éduquant et en apportant un soutien indispensable aux patients, les aidant ainsi à gérer efficacement leur affection et à améliorer leur qualité de vie.

Affections infectieuses : herpes, verrues

Les affections cutanées infectieuses, comme l'herpès et les verrues, sont causées par des virus et peuvent toucher de nombreuses personnes à différentes étapes de leur vie. Bien que ces infections soient généralement bénignes, elles peuvent causer des inconforts et des préoccupations esthétiques. Les infirmiers en dermatologie jouent un rôle primordial dans le diagnostic, le traitement, et l'éducation des patients à ce sujet.

1. Herpès :
- Caractéristiques :
  - Vésicules douloureuses et prurigineuses, généralement groupées, souvent précédées de picotements ou de sensations de brûlure.
  - Peut affecter la bouche (herpès labial) ou les organes génitaux (herpès génital).
- Traitements :
  - **Antiviraux :** Médicaments comme l'acyclovir, le valacyclovir, et le famciclovir pour réduire la durée et la sévérité des poussées.
  - **Traitements topiques :** Pour apaiser la douleur ou le prurit associé.
- Rôle de l'infirmier :
  - **Éducation :** Informer les patients sur les moyens de transmission, les méthodes de prévention, et la nécessité d'éviter le contact pendant les poussées.
  - **Soutien :** Comprendre la détresse psychosociale liée au diagnostic et offrir un soutien adapté.
  - **Surveillance :** Suivi des symptômes et ajustement des traitements si nécessaire.

2. Verrues :
- Caractéristiques :
  - Excroissances rugueuses causées par le papillomavirus humain (HPV).
  - Peuvent apparaître sur les mains, les pieds et d'autres parties du corps.
- Traitements :
  - **Cryothérapie :** Utilisation de l'azote liquide pour geler la verrue.
  - **Traitements topiques :** Préparations à base d'acide salicylique ou d'autres composants pour éroder la verrue.
  - **Thérapies mineures :** Comme la curetage, l'électrocoagulation ou le laser.

Rôle de l'infirmier :

- **Éducation :** Expliquer aux patients les méthodes de prévention et les soins à domicile.
- **Application :** Démontrer la manière correcte d'appliquer les traitements topiques.
- **Suivi :** Assurer que les verrues répondent bien au traitement et détecter d'éventuelles complications.

3. Prévention :

- **Herpès :** Utilisation de préservatifs, éviter les contacts directs lors des poussées, antiviraux prophylactiques pour les personnes à haut risque.
- **Verrues :** Ne pas toucher ou gratter les verrues, utiliser des chaussures dans les espaces publics (comme les douches des gymnases), éviter le partage d'objets personnels.

4. Rôle de l'infirmier :

- **Communication :** Établir un dialogue ouvert avec le patient, clarifier les mythes et les fausses idées.
- **Gestion des soins :** Coordonner avec le dermatologue pour s'assurer que le patient reçoit le traitement le plus adapté.
- **Mise à jour :** Se tenir informé des derniers développements en matière de traitement et de prévention.

Bien que l'herpès et les verrues soient courants, leur impact sur le bien-être des patients peut être significatif. L'infirmier en dermatologie, par sa proximité avec le patient, son expertise et son sens de la pédagogie, est essentiel pour offrir une prise en charge complète et rassurante.

Affections tumorales : mélanomes, carcinomes

Les affections tumorales cutanées, comprenant des entités telles que le mélanome et les carcinomes, représentent des pathologies majeures en dermatologie. Ces tumeurs, qu'elles soient bénignes ou malignes, nécessitent une attention particulière, une détection précoce et une prise en charge adéquate. Les infirmiers en dermatologie jouent un rôle crucial dans l'accompagnement des patients, depuis la détection initiale jusqu'au suivi post-traitement.

1. Mélanomes :
   Caractéristiques :
   - Cancer malin des cellules mélanocytaires.
   - Apparaît souvent sous forme d'une nouvelle lésion pigmentée ou d'un grain de beauté existant qui change d'aspect.
   - Facteurs de risque incluent une exposition solaire excessive, antécédents familiaux, et peau claire.

   Traitements :
   - **Exérèse chirurgicale :** Retrait de la tumeur et d'une marge de tissu sain.
   - **Thérapies ciblées et immunothérapie :** Pour les mélanomes avancés ou métastatiques.

   Rôle de l'infirmier :
   - **Éducation :** Sensibiliser sur l'importance de l'auto-examen de la peau et des examens dermatologiques réguliers.
   - **Soutien :** Offrir un accompagnement émotionnel face au diagnostic et pendant le traitement.
   - **Surveillance :** Suivi des cicatrices post-opératoires, détection précoce des récidives.

2. Carcinomes :

- Caractéristiques :
- Les plus communs sont le carcinome basocellulaire (CBC) et le carcinome épidermoïde (CEC).
- Apparaissent souvent sur les zones exposées au soleil comme le visage, les oreilles, et les mains.
- Peuvent se présenter comme des nodules, des plaques rouges, ou des ulcères qui ne guérissent pas.
- Traitements :
- **Exérèse chirurgicale :** Retrait de la tumeur avec une marge de sécurité.
- Cryochirurgie, électrochirurgie : Pour les lésions moins profondes.
- **Thérapies topiques et photothérapie :** Dans certains cas précoces ou superficiels.
- Rôle de l'infirmier :
- **Éducation :** Informer sur les risques liés à l'exposition solaire et l'importance de la protection solaire.
- **Soutien :** Assister le patient durant les interventions et les soins post-opératoires.
- **Surveillance :** Veiller à la guérison des lésions traitées et détecter d'éventuelles nouvelles lésions.

3. Prévention :

- **Protection solaire :** Encourager l'utilisation régulière de crèmes solaires, le port de vêtements protecteurs, et éviter l'exposition directe au soleil pendant les heures les plus intenses.
- **Dépistage :** Promouvoir les consultations dermatologiques régulières, en particulier pour les personnes à haut risque.

4. Rôle de l'infirmier :
- **Communication :** Établir une relation de confiance, expliquer clairement les diagnostics, les traitements, et les suites à attendre.
- **Gestion des soins :** Coordonner avec l'équipe multidisciplinaire, y compris les dermatologues, oncologues, et chirurgiens.
- **Évolution professionnelle :** Se tenir à jour sur les avancées en matière de traitements et de techniques chirurgicales.

Les affections tumorales de la peau, du fait de leur potentiel de gravité, nécessitent une approche rigoureuse et empathique. Les infirmiers en dermatologie, par leur rôle central dans la prise en charge des patients, garantissent une qualité de soins optimale, alliant compétence technique et soutien humain.

Dermatoses liées à l'âge et au soleil

Avec le vieillissement et l'exposition répétée au soleil, la peau subit des changements notables, donnant lieu à diverses dermatoses. Certaines de ces conditions sont bénignes, mais peuvent avoir un impact esthétique, tandis que d'autres peuvent présenter un risque pour la santé. Les infirmiers en dermatologie ont un rôle central pour aider les patients à comprendre, prévenir et traiter ces affections.

1. Kératoses actiniques :
- Caractéristiques :
- Lésions rugueuses et épaisses causées par des années d'exposition solaire.
- Surfaces exposées telles que le visage, les mains, et le cuir chevelu.
- Traitements :

- **Cryochirurgie :** Congélation des lésions.
- **Thérapies topiques :** Agents chimiques pour éliminer les cellules anormales.
- **Photothérapie :** Utilisation de la lumière pour traiter les lésions.
- Rôle de l'infirmier :
- **Éducation :** Sensibiliser aux dangers de l'exposition solaire.
- **Surveillance :** Assurer un suivi des lésions pour déceler toute progression vers un carcinome.

2. Lentigos solaires (taches de vieillesse) :
- Caractéristiques :
- Taches plates, brunes, généralement sur le visage, les mains, et les bras.
- Résultant d'une exposition solaire cumulée.
- Traitements :
- **Thérapies laser :** Pour éclaircir ou éliminer les taches.
- **Peelings chimiques :** Utilisation d'acides pour exfolier la peau.
- **Microdermabrasion :** Exfoliation mécanique de la surface de la peau.
- Rôle de l'infirmier :
- **Conseil :** Offrir des solutions pour prévenir l'apparition de nouvelles taches.
- **Soutien :** Aider les patients à comprendre et à gérer les implications esthétiques.

3. Elastose solaire :
- Caractéristiques :
- Peau jaune et épaisse avec des rides profondes.
- Résultant d'une dégradation des fibres élastiques due à l'exposition solaire.
- Traitements :
- **Hydratation :** Crèmes et lotions pour améliorer la texture de la peau.

- **Traitements esthétiques :** Pour améliorer l'apparence de la peau.
- Rôle de l'infirmier :
- **Éducation :** Prévention et protection solaire.
- **Guidance :** Aider les patients à choisir des traitements adaptés à leur condition.

4. Prévention :

- **Protection solaire :** Encourager l'utilisation de crèmes solaires à large spectre, le port de chapeaux, et des vêtements longs.
- **Examen régulier :** Promouvoir l'auto-examen de la peau et les consultations dermatologiques pour déceler les changements précoces.

5. Rôle de l'infirmier :

- **Communication :** Sensibiliser les patients aux conséquences de l'exposition solaire et aux avantages d'une protection adéquate.
- **Orientation :** Diriger les patients vers des ressources appropriées, que ce soit pour le traitement ou pour la prévention.

Les dermatoses liées à l'âge et au soleil peuvent, dans de nombreux cas, être prévenues ou atténuées. L'infirmier en dermatologie, grâce à sa connaissance approfondie et sa proximité avec les patients, est essentiel pour fournir des soins holistiques, allant de la prévention à la thérapie, tout en prenant en compte le bien-être global du patient.

Chapitre 6:
TRAITEMENTS SPÉCIFIQUES
EN DERMATOLOGIE

La photothérapie

La photothérapie, aussi fascinante qu'elle puisse paraître, est une approche thérapeutique qui a vu le jour grâce à la fusion de la science et de la lumière. Elle repose sur l'utilisation de longueurs d'onde spécifiques de lumière pour traiter un éventail de maladies dermatologiques, avec le psoriasis et l'eczéma atopique en tête de liste.

Le concept derrière la photothérapie est simple : en exposant la peau à des doses contrôlées de lumière, on peut induire des changements biologiques à l'échelle cellulaire qui sont bénéfiques pour le traitement de certaines affections cutanées. Cependant, ce n'est pas n'importe quelle lumière qui fait l'affaire. La lumière UVB, par exemple, est la plus couramment utilisée en raison de sa capacité à ralentir la croissance des cellules cutanées, ce qui est essentiel pour traiter des affections comme le psoriasis où la peau se renouvelle trop rapidement.

Mais bien sûr, comme pour tout traitement, il existe des nuances. L'intensité, la durée et la fréquence de l'exposition doivent être soigneusement calibrées, non seulement pour maximiser l'efficacité, mais aussi pour minimiser les risques associés, tels que les brûlures ou, à long terme, une augmentation du risque de cancer de la peau.

Les infirmiers jouent un rôle clé dans la photothérapie. Ils guident les patients tout au long du processus, s'assurant que ceux-ci portent une protection adéquate pour les yeux et les parties du corps qui ne nécessitent pas de traitement. De plus, ils surveillent étroitement la réaction de la peau à la lumière, ajustant la dose au besoin.

La beauté de la photothérapie réside dans sa capacité à offrir une alternative ou un complément aux traitements topiques et systémiques, souvent sans les effets secondaires associés à ces derniers. De nombreux patients trouvent un soulagement significatif grâce à cette méthode, renouvelant leur confiance en eux et leur confort dans leur propre peau.

Alors, la prochaine fois que vous entendrez parler de la photothérapie, pensez à cette danse harmonieuse entre lumière et peau, orchestrée par des professionnels dévoués, visant à restaurer l'équilibre et la santé cutanée. C'est un rappel éclatant de la manière dont la technologie et la nature peuvent travailler ensemble pour notre bien-être.

Thérapies systémiques : corticostéroïdes, immunosuppresseurs

Les thérapies systémiques sont une branche des traitements médicaux qui agissent sur l'ensemble du corps, souvent administrées par voie orale ou par injection. Dans le domaine de la dermatologie, certaines affections cutanées graves ou récalcitrantes nécessitent plus qu'un simple traitement topique. C'est là que les corticostéroïdes et les immunosuppresseurs entrent en jeu, offrant une approche plus globale et souvent plus puissante.

Les corticostéroïdes, tels que la prednisone, sont des anti-inflammatoires puissants qui réduisent l'inflammation et les symptômes associés à de nombreuses affections dermatologiques. Leur action mimant celle des hormones naturelles produites par les glandes surrénales permet de contrôler rapidement les poussées de maladies inflammatoires. Toutefois, leur utilisation n'est pas dénuée d'effets secondaires, notamment lorsqu'elle est prolongée. Ils peuvent affecter l'équilibre hydrique et électrolytique du corps, impacter la densité osseuse ou encore déclencher des variations d'humeur. C'est pourquoi leur prescription est souvent de courte durée, ou à des doses décroissantes pour minimiser les risques.

Quant aux immunosuppresseurs comme le cyclosporine ou le méthotrexate, ils agissent en réduisant l'activité du système immunitaire. Cette approche s'avère utile dans les cas où le système immunitaire attaque erronément la peau, comme dans le psoriasis ou le lupus érythémateux. Bien que ces médicaments puissent offrir un soulagement significatif, ils ne sont pas sans conséquences. La suppression de l'immunité peut rendre le corps plus vulnérable aux infections. De plus, certains de ces médicaments peuvent affecter la fonction rénale ou hépatique.

Les infirmiers, en première ligne de la prise en charge des patients, jouent un rôle crucial dans l'éducation et le suivi de ceux traités par ces thérapies systémiques. Ils s'assurent que les patients comprennent bien le traitement, ses bénéfices et ses risques. Ils sont également les sentinelles qui surveillent les effets secondaires, guidant ainsi les patients dans ce voyage thérapeutique.

Les thérapies systémiques offrent une solution potentiellement salvatrice pour de nombreux patients souffrant d'affections cutanées graves. Toutefois, comme toute médaille a son revers, leur utilisation nécessite une surveillance attentive et une collaboration étroite entre le patient et l'équipe médicale pour garantir le meilleur équilibre entre efficacité et sécurité.

Thérapies biologiques
et nouvelles avancées

L'avènement des thérapies biologiques a véritablement révolutionné le paysage du traitement dermatologique, ouvrant la porte à des interventions ciblées et souvent plus efficaces pour des maladies autrefois considérées comme incurables ou difficilement gérables. Plutôt que d'adopter une approche "tous azimuts" comme avec les thérapies traditionnelles, les traitements biologiques se concentrent sur des mécanismes spécifiques à l'origine des maladies cutanées.

Les thérapies biologiques, souvent administrées sous forme d'injections, sont des protéines qui ciblent certaines parties du système immunitaire. Dans le contexte de maladies comme le psoriasis ou la dermatite atopique, elles interviennent en neutralisant les composants inflammatoires spécifiques qui déclenchent et entretiennent la maladie. Par exemple, certains médicaments biologiques ciblent le TNF-alpha, une molécule pro-inflammatoire, tandis que d'autres s'attaquent à des interleukines spécifiques.

Ce qui rend ces thérapies si prometteuses, c'est leur capacité à offrir un soulagement rapide et durable avec, souvent, moins d'effets secondaires que les traitements systémiques traditionnels. Néanmoins, étant donné qu'elles modifient l'activité du système immunitaire, elles peuvent aussi augmenter le risque d'infections.

Outre les thérapies biologiques, la dermatologie connaît d'autres avancées passionnantes. La thérapie génique, par exemple, qui consiste à introduire ou modifier des gènes dans les cellules d'un patient pour traiter ou prévenir une maladie, est en cours d'exploration pour certaines affections cutanées héréditaires. L'intelligence artificielle et la télémédecine gagnent également du terrain, offrant des outils de diagnostic plus précis et un accès élargi aux soins dermatologiques.

Les infirmiers, toujours à la frontière entre le patient et la médecine, jouent un rôle central dans cette nouvelle ère. Ils sont formés aux dernières avancées, veillant à ce que les patients bénéficient des traitements les plus efficaces tout en garantissant leur sécurité. De plus, leur rôle d'éducateur prend de l'ampleur, car ils aident les patients à naviguer dans ce paysage médical en constante évolution.

Le monde de la dermatologie est en pleine effervescence, avec des avancées qui transforment la manière dont nous appréhendons et traitons les maladies cutanées. À travers cette dynamique, l'infirmier se positionne comme un phare, guidant les patients vers des horizons thérapeutiques toujours plus prometteurs.

Chapitre 7:
GESTION DES URGENCES DERMATOLOGIQUES

Brûlures et lésions traumatiques

Les brûlures et lésions traumatiques de la peau figurent parmi les affections les plus courantes et les plus délicates à traiter en dermatologie. Elles englobent une large gamme de blessures, des éraflures mineures aux brûlures profondes, chaque type nécessitant une prise en charge spécifique pour assurer une guérison optimale.

Les brûlures peuvent être classées selon leur gravité : du premier degré, qui ne touche que la couche externe de la peau, au quatrième degré, qui peut endommager les muscles, les tendons et parfois même les os. La source de la brûlure est également variée: thermique (chaud ou froid), chimique, électrique ou par radiation.

La prise en charge des brûlures est délicate. Elle nécessite une évaluation rapide de la profondeur et de l'étendue de la lésion pour décider de la meilleure approche thérapeutique. Les brûlures superficielles peuvent souvent être traitées avec des pommades apaisantes et des pansements, tandis que les brûlures plus profondes peuvent nécessiter une hospitalisation, des greffes de peau ou même une chirurgie réparatrice.

Les lésions traumatiques, quant à elles, sont généralement causées par des accidents physiques, comme des coupures, des écorchures ou des abrasions. Tout comme les brûlures, elles nécessitent une évaluation minutieuse pour déterminer la meilleure approche de traitement. Cela peut aller de simples pansements à des sutures, en passant par des soins de plaies plus spécialisés pour prévenir les infections et minimiser les cicatrices.

L'infirmier en dermatologie joue un rôle essentiel dans la gestion de ces lésions. Il est souvent le premier point de contact pour le patient, évaluant la gravité de la lésion, prodiguant les premiers soins et orientant le patient vers une prise en charge spécialisée si nécessaire. De plus, il assure le suivi des patients, surveillant la guérison, changeant les pansements, identifiant les signes d'infection et offrant des conseils sur les soins à domicile.

Mais au-delà de ces compétences techniques, l'infirmier apporte également un soutien émotionnel. Les brûlures et lésions traumatiques peuvent être douloureuses, effrayantes et parfois défigurantes. L'infirmier rassure, écoute et accompagne le patient dans son parcours de guérison, veillant non seulement à sa santé physique, mais aussi à son bien-être psychologique.

Les brûlures et lésions traumatiques exigent une prise en charge à la fois scientifique et humaine. Dans ce ballet délicat de soins, l'infirmier en dermatologie s'affirme comme une figure centrale, associant compétence, compassion et dévouement pour guider le patient vers une guérison complète.

Réactions allergiques aiguës

Les réactions allergiques aiguës de la peau, connues sous le nom d'urticaire ou d'œdème de Quincke selon leur localisation et leur intensité, sont des manifestations cutanées brusques et souvent inattendues résultant d'une hypersensibilité de l'organisme à un agent allergène. Qu'il s'agisse d'une piqûre d'insecte, d'un médicament, d'un aliment, ou même d'un déclencheur environnemental comme le pollen, les réponses de la peau peuvent être à la fois alarmantes et potentiellement dangereuses.

L'urticaire se manifeste par des plaques rouges, surélevées et démangeantes qui peuvent apparaître n'importe où sur le corps. Ces lésions peuvent varier en taille, de petites taches à de grandes plaques, et se déplacer ou fusionner au fil du temps. Parfois, la réaction est accompagnée d'un gonflement plus profond, souvent au niveau des lèvres, des paupières ou de la gorge, ce que l'on appelle œdème de Quincke.

La prise en charge immédiate est essentielle. Si la réaction est légère, des antihistaminiques peuvent être administrés pour calmer les démangeaisons et réduire l'inflammation. Cependant, si la réaction est grave ou si elle affecte la respiration, une intervention médicale d'urgence est nécessaire, notamment l'administration d'épinéphrine pour contrer la réaction.

L'infirmier en dermatologie est souvent le premier professionnel de santé à évaluer et à traiter ces réactions. Il doit être en mesure de distinguer rapidement entre une réaction bénigne et une réaction qui pourrait mettre la vie du patient en danger. Une fois la crise aiguë gérée, l'infirmier joue un rôle crucial dans l'éducation du patient, l'aidant à identifier et à éviter les allergènes déclencheurs, à comprendre la nécessité de porter une trousse d'urgence en cas d'allergies sévères, et à reconnaître les premiers signes d'une réaction allergique pour agir rapidement.

Mais au-delà du traitement médical, l'infirmier apporte également un soutien émotionnel. Une réaction allergique aiguë peut être traumatisante, laissant le patient avec une peur persistante des futurs déclencheurs. L'infirmier rassure, répond aux questions et fournit des conseils pratiques pour aider le patient à gérer et à prévenir d'éventuelles futures réactions.

Face aux réactions allergiques aiguës, l'infirmier en dermatologie mêle habilement compétences cliniques, éducation proactive et empathie, garantissant ainsi une prise en charge complète qui va au-delà de la simple réponse cutanée, et plonge profondément dans le bien-être global du patient.

Pathologies nécessitant une intervention rapide

En dermatologie, certaines affections nécessitent une prise en charge rapide en raison de leur gravité potentielle ou de leur évolution rapide. Ces situations d'urgence peuvent être le fruit d'infections, d'affections inflammatoires, de cancers, ou d'autres pathologies sous-jacentes. Pour l'infirmier en dermatologie, être apte à reconnaître et intervenir face à ces situations est crucial.

1. Érysipèle et cellulite infectieuse:
L'érysipèle est une infection bactérienne aiguë de la peau causée principalement par le streptocoque. Elle se manifeste par une rougeur, un gonflement, une chaleur et une douleur intenses. La cellulite infectieuse est similaire mais touche les couches plus profondes de la peau. Sans traitement rapide, l'infection peut se propager rapidement et devenir potentiellement mortelle.

2. Fasciite nécrosante:
Il s'agit d'une infection rare mais redoutable qui détruit rapidement les tissus mous sous la peau. Les premiers symptômes peuvent être trompeurs, mais la douleur est souvent disproportionnée par rapport à l'apparence initiale de la peau.

3. Pemphigus vulgaire:
C'est une maladie auto-immune qui provoque la formation de cloques sur la peau et les muqueuses. Si elle n'est pas traitée, cette affection peut causer des complications graves.

4. Mélanomes:
Il s'agit d'un type de cancer de la peau qui, lorsqu'il est détecté à un stade précoce, est hautement traitable. Cependant, si on le laisse progresser, le mélanome peut se métastaser rapidement à d'autres parties du corps.

5. Réactions médicamenteuses graves:
Certaines réactions cutanées aux médicaments peuvent être sévères et potentiellement mortelles, comme le syndrome de Stevens-Johnson ou la nécrolyse épidermique toxique. Ces affections se manifestent par une desquamation et une éruption cutanée douloureuse, et nécessitent une hospitalisation.

Pour l'infirmier en dermatologie, la reconnaissance précoce de ces pathologies est cruciale. L'intervention doit être rapide pour minimiser les dommages et maximiser les chances de récupération. Outre le diagnostic et le traitement, l'éducation du patient sur les signes et symptômes à surveiller est fondamentale, surtout dans les pathologies où le risque de récidive est élevé.

L'infirmier est souvent le pilier émotionnel pour le patient en situation d'urgence. La capacité à rassurer, à écouter et à informer est tout aussi essentielle que les compétences cliniques. En somme, dans le spectre des pathologies dermatologiques, ces urgences rappellent l'importance cruciale d'une intervention rapide et de l'excellence clinique en matière de soins.

Chapitre 8:
LA DERMATOLOGIE PÉDIATRIQUE

Particularités de la peau des enfants

La peau des enfants est unique, et cette particularité s'étend bien au-delà de sa douceur au toucher. D'une perspective dermatologique, comprendre ces spécificités est essentiel pour offrir des soins optimaux à cette population jeune.

1. Épaisseur:
La peau des nouveau-nés et des jeunes enfants est plus fine que celle des adultes. Cela rend leur peau plus vulnérable aux infections, aux irritations et aux effets du soleil. Elle est également moins résistante aux frottements ou aux traumatismes.

2. Teneur en eau:
La peau des enfants a une capacité d'hydratation différente. Bien qu'elle puisse retenir l'eau efficacement, elle la perd aussi plus rapidement, rendant les enfants plus susceptibles à la déshydratation cutanée.

3. Production de mélanine:
La production de mélanine chez les enfants, en particulier les nouveau-nés, n'est pas aussi efficace que chez les adultes, ce qui les rend plus sensibles aux rayons UV.

4. Fonction barrière:
Du fait de sa finesse, la barrière cutanée des enfants est moins efficace, ce qui peut conduire à une absorption accrue de substances externes. Cela les rend plus sensibles aux produits topiques, aux allergènes et à d'autres agents environnementaux.

5. Production de sueur:
Les glandes sudoripares des enfants ne sont pas entièrement fonctionnelles dès la naissance. Cela peut affecter leur capacité à réguler efficacement la température corporelle par la transpiration.

6. Sensibilité:
La peau des enfants est plus sensible aux irritations et aux inflammations. Des affections comme l'eczéma, la dermatite de couche ou d'autres éruptions cutanées sont plus courantes chez les jeunes enfants.

7. Cicatrisation:
Bien que la peau des enfants ait une grande capacité de régénération, le processus de cicatrisation peut être différent. La formation de cicatrices hypertrophiques ou chéloïdes peut être plus fréquente chez certains enfants.

En tant que professionnels de santé, comprendre ces nuances est primordial lors de la prise en charge dermatologique des enfants. Les choix thérapeutiques, la fréquence des soins, la prévention et l'éducation des parents doivent tous être adaptés à ces particularités. Chaque étape, de l'évaluation à la prescription en passant par l'éducation, nécessite une approche centrée sur l'enfant, garantissant des soins sûrs, efficaces et adaptés à leurs besoins spécifiques.

Affections courantes chez l'enfant

Chez l'enfant, plusieurs affections dermatologiques se distinguent par leur prévalence ou leur spécificité à cet âge. Ces troubles cutanés sont souvent le fruit d'une combinaison de facteurs, dont la particularité de la peau de l'enfant, son système immunitaire en développement, son environnement et ses interactions. Voici une liste non exhaustive des affections cutanées couramment observées chez l'enfant :

1. Eczéma ou dermatite atopique:
Il s'agit d'une affection cutanée chronique caractérisée par des plaques rouges, des démangeaisons et une peau sèche. Il peut apparaître dès les premiers mois de vie et est souvent lié à d'autres manifestations atopiques comme l'asthme ou le rhume des foins.

2. Varicelle:
Cette maladie virale est typique de l'enfance et se manifeste par une éruption cutanée de vésicules prurigineuses qui évoluent en croûtes.

3. Dermatite séborrhéique (chapeau de berceau):
C'est une affection courante chez le nourrisson, se manifestant par des plaques squameuses et grasses sur le cuir chevelu, mais qui peut aussi toucher le visage et d'autres zones du corps.

4. Molloscum contagiosum:
Il s'agit de petites papules cutanées, généralement bénignes, causées par un virus. Elles peuvent apparaître n'importe où sur le corps mais sont souvent concentrées dans les zones de frottement.

5. Impétigo:
C'est une infection bactérienne superficielle, souvent due au staphylocoque doré ou au streptocoque, caractérisée par des lésions suintantes et des croûtes mielées.

6. Verrues:
Ces excroissances cutanées bénignes sont causées par le papillomavirus humain (HPV) et peuvent apparaître sur les mains, les pieds ou d'autres parties du corps.

7. Urticaire:
Des plaques rouges surélevées, souvent prurigineuses, qui peuvent être causées par des allergies alimentaires, des infections ou d'autres déclencheurs.

8. Roséole:
C'est une maladie virale caractérisée par une forte fièvre suivie d'une éruption cutanée rose pâle.

9. Erythème fessier:
Cette irritation cutanée est courante chez les nourrissons et les tout-petits, généralement en réaction à l'humidité ou au frottement des couches.

10. Taches café-au-lait:
Ce sont des taches pigmentaires bénignes, de couleur marron clair, qui apparaissent souvent dès la naissance ou pendant les premières années de vie.

Comprendre ces affections et leurs présentations typiques est crucial pour l'infirmier en dermatologie travaillant avec des enfants. La prise en charge nécessite souvent une combinaison de traitements médicaux et d'éducation des parents sur les soins à domicile, la prévention et le suivi. Chaque affection, bien que courante, requiert une attention détaillée pour garantir le bien-être de l'enfant et rassurer les parents.

Communication et soins spécifiques pour les jeunes patients

La prise en charge dermatologique des jeunes patients ne se limite pas seulement aux traitements médicaux ou aux soins directs. La communication et l'approche spécifique à cet âge sont cruciales pour une expérience médicale positive, à la fois pour l'enfant et pour ses parents ou tuteurs.

1. Approche centrée sur l'enfant :
Lors de la prise en charge d'un jeune patient, il est essentiel de l'impliquer autant que possible dans le processus de soins. Les enfants doivent être traités avec respect, en tenant compte de leur niveau de compréhension et de leur capacité à participer aux décisions concernant leurs soins.

2. Créer un environnement rassurant :
Les établissements médicaux peuvent être intimidants pour les enfants. Il est donc important de créer un environnement accueillant, avec des jouets, des livres ou des distractions visuelles adaptées à l'âge.

3. Communication adaptée à l'âge :
Il est essentiel d'utiliser un langage clair et simple, adapté à l'âge de l'enfant. Expliquer les procédures à venir, utiliser des analogies simples ou des jouets pour montrer ce qui va se passer peut aider à atténuer les peurs.

4. Implication des parents ou tuteurs :
Les parents jouent un rôle essentiel dans le processus de soins. Assurez-vous qu'ils comprennent bien le diagnostic, le traitement et les soins à domicile. Encouragez-les à poser des questions et à être des partenaires actifs dans les soins de leur enfant.

5. Techniques de distraction :
L'utilisation de techniques de distraction pendant les procédures ou les traitements peut réduire l'anxiété et la douleur. Cela peut inclure l'utilisation de musique, de vidéos, de livres ou même de techniques de respiration.

6. Respecter le rythme de l'enfant :
Chaque enfant est unique. Certains peuvent nécessiter plus de temps pour s'adapter à l'environnement médical ou pour être à l'aise avec une procédure. Respecter leur rythme et leur donner le temps nécessaire est crucial.

7. Formation continue :
Il est essentiel pour les infirmiers en dermatologie de suivre une formation continue sur les meilleures pratiques en matière de communication pédiatrique et de prise en charge des jeunes patients.

8. Retours et ajustements :
Sollicitez régulièrement des retours de la part des enfants et de leurs parents. Ces informations peuvent aider à identifier des domaines d'amélioration et à adapter l'approche ou les techniques de communication.

9. Soutien émotionnel :
Reconnaître et valider les sentiments de l'enfant. Certains peuvent être inquiets, effrayés ou frustrés par leur état de santé ou les procédures médicales. Le soutien émotionnel est tout aussi important que les soins physiques.

La clé du succès dans la prise en charge dermatologique des jeunes patients réside dans une combinaison de compétences cliniques, de communication adaptée et d'une véritable empathie pour l'expérience unique de chaque enfant. Ces éléments, combinés, peuvent créer une expérience médicale positive et favoriser des résultats optimaux.

Chapitre 9:
LA DERMATOLOGIE COSMÉTIQUE ET CHIRURGICALE

Procédures cosmétiques courantes

Les procédures cosmétiques en dermatologie ont connu une augmentation significative de leur popularité ces dernières années, en grande partie grâce aux avancées technologiques qui les rendent plus sûres et plus efficaces. Ces procédures sont souvent destinées à améliorer l'apparence de la peau, réduire les signes du vieillissement et rehausser les caractéristiques esthétiques. Voici un aperçu des procédures cosmétiques courantes en dermatologie :

1. Toxine botulinique (Botox) :
Injectée dans les muscles faciaux, elle sert à réduire l'apparence des rides dynamiques comme les rides du front ou les "pattes d'oie" près des yeux.

2. Agents de comblement dermique :
Ces gels, souvent à base d'acide hyaluronique, sont injectés pour combler les rides, redéfinir les contours du visage et restaurer le volume, en particulier sur les joues, les lèvres et le sillon nasogénien.

3. Peeling chimique :
Il s'agit d'utiliser une solution chimique pour exfolier la couche superficielle de la peau, réduisant ainsi l'apparence des taches pigmentaires, des rides fines et d'autres imperfections.

4. Microdermabrasion :
Une technique d'exfoliation qui utilise des cristaux minuscules pour éliminer la couche supérieure de la peau morte, laissant la peau plus douce et lumineuse.

5. Thérapie au laser :
Il existe différents types de lasers utilisés pour traiter les taches pigmentaires, les cicatrices, les rides, les vaisseaux sanguins visibles et même pour réaliser des resurfaçages cutanés.

6. Lumière pulsée intense (IPL) :
Utilisée pour traiter les taches pigmentaires, la rosacée, les vaisseaux sanguins visibles et d'autres imperfections cutanées.

7. Épilation au laser :
Un faisceau laser cible les follicules pileux pour réduire la croissance des poils indésirables.

8. Cryolipolyse :
Une méthode non invasive qui utilise le froid pour décomposer les cellules graisseuses sans endommager les tissus environnants.

9. Sclérothérapie :
Un traitement pour les varicosités où une solution est injectée dans les veines, les faisant ainsi rétrécir.

10. Thérapie par radiofréquence :
Elle utilise des ondes radio pour chauffer le derme, stimulant la production de collagène et resserrant la peau.

11. Microneedling :
De petites aiguilles créent des micro-blessures dans la peau, stimulant la production de collagène et d'élastine.

12. Greffes de cheveux :
Pour ceux qui souffrent de calvitie ou d'amincissement des cheveux, des unités folliculaires individuelles peuvent être transplantées d'une partie du cuir chevelu à une autre.

13. Thérapies combinées :
Souvent, les dermatologues associent différentes procédures pour obtenir des résultats optimaux, comme un peeling chimique suivi d'une thérapie au laser.

Ces procédures, bien qu'esthétiques, nécessitent une expertise précise et une évaluation soignée du patient. Une consultation initiale approfondie, où les attentes et les risques sont clairement discutés, est cruciale pour assurer la sécurité et la satisfaction du patient.

Techniques chirurgicales en dermatologie

La chirurgie dermatologique couvre un large éventail de procédures, des interventions mineures aux chirurgies plus complexes. Ces techniques sont principalement employées pour le traitement des lésions cutanées, qu'elles soient bénignes, précancéreuses ou malignes. Voici un aperçu des techniques chirurgicales couramment utilisées en dermatologie :

1. Excision chirurgicale :
Il s'agit de l'ablation d'une lésion cutanée en utilisant un scalpel. Après l'excision, les bords de la plaie sont suturés. Cette technique est fréquemment utilisée pour retirer des kystes, lipomes et certaines tumeurs cutanées.

2. Chirurgie de Mohs :
C'est une technique chirurgicale précise utilisée pour traiter les cancers de la peau, en particulier le carcinome basocellulaire et le carcinome épidermoïde. Elle consiste à

enlever la tumeur couche par couche, en vérifiant chaque couche au microscope jusqu'à ce que plus aucune cellule cancéreuse ne soit détectée.

3. Curetage et électrocautérisation :
Après avoir gratté une lésion avec une curette, une électrode est utilisée pour cauteriser la zone et stopper le saignement. C'est souvent utilisé pour traiter les kératoses séborrhéiques et certains carcinomes superficiels.

4. Biopsie cutanée :
Une petite portion de tissu est retirée pour être examinée au microscope. Il existe différentes techniques de biopsie, comme la biopsie par punch, la biopsie par rasage ou la biopsie par excision.

5. Cryochirurgie :
Utilisant l'azote liquide, cette technique "gèle" et détruit les lésions cutanées. Elle est couramment utilisée pour les verrues, les kératoses actiniques et d'autres lésions bénignes.

6. Lasers chirurgicaux :
Certains lasers sont utilisés pour retirer les lésions cutanées, traiter les varices ou resurfacer la peau.

7. Greffe de peau :
Lorsqu'une grande surface de peau est perdue ou endommagée, une greffe de peau peut être nécessaire. La peau peut être prélevée d'une autre partie du corps du patient.

8. Lambeau cutané :
Contrairement à la greffe, les lambeaux cutanés comportent leur propre approvisionnement sanguin. Ils sont utilisés pour recouvrir des pertes de substance, notamment après une chirurgie de Mohs.

9. Liposuccion :
Bien que plus couramment associée à la chirurgie esthétique, la liposuccion peut également être utilisée en dermatologie pour traiter des affections comme le lipœdème.

10. Dermabrasion :
Il s'agit d'un resurfaçage mécanique de la peau pour traiter les cicatrices d'acné, les rides et d'autres imperfections.

11. Drainage et incision d'abcès :
En cas d'infection cutanée formant un abcès, une incision peut être pratiquée pour drainer le pus.

La chirurgie dermatologique nécessite une grande précision, une expertise spécifique et une évaluation approfondie des lésions. La prévention des complications, le suivi post-opératoire et une communication efficace avec le patient sont essentiels pour assurer le succès de ces interventions.

Soins post-opératoires
et prévention des complications

Les soins post-opératoires sont cruciaux pour garantir une guérison optimale après une intervention chirurgicale dermatologique. Une bonne prise en charge permet non seulement d'assurer la guérison de la plaie, mais aussi de minimiser les cicatrices et de prévenir les complications.

Voici un exposé fluide sur le sujet :
Après une intervention chirurgicale dermatologique, les soins post-opératoires jouent un rôle fondamental pour le patient. Une incision, même mineure, représente une porte ouverte sur le corps, et il est impératif de garantir une guérison dans les meilleures conditions.

Nettoyage de la plaie : La propreté est le premier rempart contre l'infection. Il est essentiel de nettoyer délicatement la zone opérée avec une solution antiseptique douce, selon les recommandations du dermatologue. Evitez les frottements agressifs qui pourraient endommager la zone fragile.

Pansements : Selon la nature et la localisation de l'intervention, des pansements stériles seront nécessaires. Ils jouent un rôle protecteur, évitant la contamination de la plaie et absorbant les éventuelles exsudations. Ces pansements doivent être changés régulièrement et chaque fois qu'ils sont mouillés ou souillés.

Antibiotiques : Dans certains cas, afin de prévenir les infections, un traitement antibiotique local ou oral peut être prescrit. Il est crucial de suivre la posologie recommandée et de ne pas interrompre le traitement prématurément.

Gestion de la douleur : Si des douleurs surviennent après l'intervention, des analgésiques peuvent être prescrits. Il est toutefois important d'éviter les médicaments pouvant favoriser les saignements, comme l'aspirine.

Réduction de l'enflure : Après certaines interventions, des œdèmes peuvent apparaître. Le recours à des compresses froides ou à l'élévation de la zone opérée peut aider à diminuer l'inflammation.

Limitation de l'activité physique : Pour éviter les tensions sur la plaie et favoriser une cicatrisation optimale, il peut être nécessaire de limiter certains mouvements ou activités pendant une période définie.

Protection solaire : La peau nouvellement opérée est particulièrement sensible aux rayons UV. La protection contre le soleil est donc essentielle pour prévenir l'hyperpigmentation ou la décoloration de la cicatrice.

Surveillance : Tout signe anormal, comme une rougeur excessive, un suintement, une chaleur locale ou une douleur augmentée, doit être signalé rapidement. Ce sont des indicateurs potentiels de complications, comme les infections.

Hydratation et soin de la cicatrice : Une fois la plaie bien cicatrisée, l'application régulière d'une crème hydratante ou d'un produit spécifique peut améliorer l'apparence de la cicatrice.

La prévention des complications dépend en grande partie d'une collaboration étroite entre le patient et le professionnel de santé. En respectant scrupuleusement les conseils post-opératoires et en maintenant une communication ouverte avec son dermatologue, le patient maximise ses chances d'une guérison sans encombre et d'un résultat esthétique satisfaisant.

Chapitre 10:
DÉFIS ET ÉTHIQUE EN DERMATOLOGIE

Gestion des patients
avec maladies chroniques

La gestion des patients atteints de maladies cutanées chroniques nécessite une approche holistique, prenant en compte non seulement les aspects physiques de la maladie, mais également les implications psychologiques, sociales et émotionnelles qu'elle peut engendrer. Voici une exploration fluide de la prise en charge de ces patients :

La peau, en tant que plus grand organe du corps et interface visible avec le monde extérieur, joue un rôle essentiel dans notre identité et notre perception de soi. Lorsqu'elle est affectée par une maladie chronique, cela peut avoir des répercussions profondes sur la qualité de vie du patient.

Évaluation complète : La première étape de la prise en charge consiste à évaluer de manière exhaustive la nature, la gravité et l'impact de la maladie cutanée. Cette évaluation englobe une anamnèse médicale détaillée, un examen clinique et, le cas échéant, des tests diagnostiques.

Plan de traitement individualisé : Chaque patient est unique, et il est essentiel d'élaborer un plan de traitement adapté à ses besoins spécifiques. Cela peut inclure des médicaments topiques, des thérapies systémiques, des séances de photothérapie ou même des interventions chirurgicales.

Soutien psychologique : Les maladies cutanées chroniques peuvent avoir un impact considérable sur le bien-être émotionnel du patient. Offrir un soutien psychologique, que ce soit par le biais de consultations individuelles ou de groupes de soutien, est primordial. Dans certains cas, un suivi avec un psychologue ou un psychiatre peut être bénéfique.

Éducation du patient : L'autogestion est une composante clé de la prise en charge des maladies chroniques. Éduquer le patient sur sa maladie, les traitements disponibles et les mesures d'autosoins peut améliorer considérablement l'adhésion au traitement et la qualité de vie.

Suivi régulier : Les maladies chroniques nécessitent une surveillance continue pour évaluer l'efficacité du traitement, identifier d'éventuelles complications et ajuster le plan de soins en conséquence.

Communication ouverte : Une relation de confiance entre le patient et l'équipe de soins est essentielle. La communication ouverte permet de s'assurer que les préoccupations, les questions et les besoins du patient sont abordés et pris en compte.

Gestion des exacerbations : Les maladies chroniques peuvent connaître des périodes d'exacerbation. Être préparé et savoir comment gérer ces périodes peut réduire l'anxiété associée et améliorer les résultats.

Intégration des soins : Les patients atteints de maladies cutanées chroniques peuvent nécessiter une prise en charge par plusieurs spécialistes. Assurer une communication et une coordination efficaces entre les différents prestataires de soins est crucial.

Prévention et sensibilisation : Informer le patient sur les facteurs déclenchants potentiels et sur les mesures préventives peut aider à réduire la fréquence et la gravité des poussées.

Implications sociales : Les maladies cutanées peuvent avoir un impact sur la vie sociale et professionnelle du patient. Offrir des conseils sur la gestion de ces défis est fondamental.

Gérer des patients atteints de maladies cutanées chroniques exige une approche empathique, intégrative et basée sur l'évidence. En mettant l'accent sur la compréhension, le soutien et la collaboration, les professionnels de santé peuvent aider ces patients à mener une vie aussi normale et épanouissante que possible.

Questions éthiques liées à la cosmétologie

La cosmétologie, qui englobe l'étude et l'application des traitements esthétiques pour améliorer ou modifier l'apparence, est un domaine en constante évolution et sujet à un ensemble unique de questions éthiques. Voici une exploration fluide de certaines des préoccupations éthiques couramment rencontrées dans ce domaine :
La quête de la beauté et de la perfection est presque aussi ancienne que l'humanité elle-même. Toutefois, à l'ère de la technologie avancée, des médias sociaux et de la publicité omniprésente, cette quête a pris une nouvelle dimension. La cosmétologie, à la croisée des chemins entre la science médicale, l'art et le commerce, fait face à une myriade de dilemmes éthiques.

Standards de beauté : La cosmétologie est souvent influencée par des standards de beauté fluctuants, véhiculés par les médias et la culture populaire. Ces standards peuvent-ils induire des pressions sociales indues ou créer des idéaux de beauté irréalistes ? Et qu'en est-il de la promotion de la diversité et de l'acceptation de soi ?
Consentement éclairé : Tout traitement cosmétique, qu'il soit invasif ou non, comporte des risques. Est-ce que les patients reçoivent toutes les informations nécessaires pour prendre une décision éclairée ? Le désir d'un patient pour

une procédure est-il vraiment autonome ou est-il influencé par des facteurs externes ?

Accès aux traitements : La cosmétologie est souvent coûteuse, ce qui pose la question de l'équité. Les traitements esthétiques de qualité devraient-ils être accessibles à tous, indépendamment de leur capacité financière ?

Formation et compétence : Avec la popularité croissante des procédures esthétiques, de nombreux prestataires offrent des services sans avoir la formation ou l'expertise nécessaire. Comment garantir la sécurité des patients et le professionnalisme dans ce domaine ?

Exploitation commerciale : La commercialisation des services cosmétologiques peut parfois exagérer les bénéfices ou minimiser les risques, conduisant à des décisions imprudentes. Où se situe la limite entre la publicité éthique et la manipulation ?

Recherche et innovation : La recherche en cosmétologie doit-elle être soumise aux mêmes normes éthiques strictes que la recherche médicale ? Et comment s'assurer que les nouvelles techniques ou produits sont sûrs avant d'être largement adoptés ?

Répercussions psychologiques : Il est crucial de reconnaître que tous les problèmes d'estime de soi ou de perception corporelle ne peuvent pas être résolus par des interventions cosmétiques. Comment s'assurer que les patients reçoivent le soutien psychologique approprié avant d'opter pour des procédures ?

Procédures sur les mineurs : Les interventions cosmétiques sur les mineurs soulèvent des questions éthiques supplémentaires. Dans quelle mesure un adolescent peut-il donner un consentement éclairé pour une intervention qui aura des répercussions à long terme ?

Durable et éthique : Dans une ère de conscience environnementale, il est également essentiel de considérer l'impact écologique des produits et procédures cosmétologiques. Sont-ils durables ? Les produits sont-ils testés sur les animaux ?

Face à ces dilemmes, la cosmétologie doit constamment évaluer et réévaluer ses pratiques. Le respect de l'autonomie du patient, l'engagement envers l'intégrité professionnelle et la reconnaissance de l'impact sociétal plus large du domaine sont essentiels pour naviguer dans ces eaux éthiquement complexes.

Continuité des soins
et soutien psychologique

La continuité des soins et le soutien psychologique en dermatologie, tout comme dans d'autres disciplines médicales, jouent un rôle crucial pour assurer une prise en charge complète et holistique du patient. Abordons ces concepts dans une perspective fluide et intégrée.

La peau, témoin silencieux de nos vies, est bien plus qu'un simple bouclier contre les éléments extérieurs. Elle reflète notre histoire, notre santé et, dans bien des cas, nos préoccupations intérieures. La dermatologie, par conséquent, ne peut se limiter au traitement des affections cutanées : elle doit aussi prendre en compte l'humain derrière la peau.

Continuité des soins
La continuité des soins fait référence à une prise en charge coordonnée et sans interruption, s'étendant bien au-delà de la première consultation. Elle est essentielle pour :
> **Bâtir la confiance :** Un patient qui sait qu'il est suivi régulièrement par une équipe médicale sera plus enclin à adhérer à un plan de traitement et à partager ses préoccupations.

Traiter les affections chroniques : De nombreuses conditions dermatologiques, telles que le psoriasis ou l'eczéma, nécessitent un suivi à long terme. La continuité des soins garantit une gestion optimale et adaptée à l'évolution de la maladie.

Prévenir les complications : Des consultations régulières permettent de détecter précocement les signes d'une aggravation ou les effets secondaires des traitements, permettant ainsi une intervention rapide.

Soutien psychologique

Le rôle du soutien psychologique en dermatologie est double :

Gestion des répercussions émotionnelles : Les affections cutanées, visibles et parfois stigmatisantes, peuvent avoir des conséquences profondes sur l'estime de soi, l'image corporelle et la qualité de vie. Le soutien psychologique aide les patients à gérer ces défis, leur fournissant les outils pour renforcer leur résilience et leur bien-être.

Comprendre la cause sous-jacente : Certaines affections cutanées peuvent être exacerbées par le stress ou d'autres facteurs émotionnels. Un soutien psychologique peut aider à identifier ces déclencheurs et à mettre en place des stratégies pour les gérer.

La collaboration entre le dermatologue, l'infirmier en dermatologie et les professionnels de la santé mentale est donc primordiale. Elle permet d'offrir au patient une prise en charge intégrée, qui va au-delà du simple traitement des symptômes cutanés pour embrasser la personne dans sa globalité.

Dans un monde où la médecine tend parfois à être fragmentée, la continuité des soins et le soutien psychologique rappellent l'importance de voir le patient comme un ensemble indissociable de corps et d'esprit. En dermatologie, cette approche holistique est non seulement bénéfique, mais essentielle pour assurer le bien-être à long terme des patients.

Chapitre 11:
PSYCHOLOGIE
ET SOUTIEN ÉMOTIONNEL

Impact psychologique
des affections cutanées

Les affections cutanées, en tant que manifestations visibles et souvent permanentes, peuvent avoir des implications profondes sur le bien-être psychologique d'un individu. Contrairement à d'autres maladies qui peuvent rester invisibles aux yeux du monde, les problèmes de peau sont souvent immédiatement visibles, créant une série de défis psychologiques uniques. Plongeons-nous dans l'impact psychologique des affections cutanées.

La peau est bien plus qu'une simple barrière physique ; elle est aussi le miroir de nos émotions, notre histoire et, à bien des égards, notre identité. Lorsqu'elle est marquée par une affection, cela peut altérer non seulement notre apparence, mais aussi notre perception de nous-mêmes.

Stigmatisation et isolement social

Les affections cutanées peuvent entraîner une stigmatisation. Des conditions comme le psoriasis, la vitiligo ou l'acné sévère peuvent souvent attirer des regards curieux, voire des commentaires désobligeants. Certains patients peuvent se sentir jugés ou mal compris, ce qui peut les amener à s'isoler socialement pour éviter le jugement.

Estime de soi et image corporelle

La peau joue un rôle crucial dans notre image corporelle. Les affections cutanées peuvent provoquer une diminution de l'estime de soi, en particulier dans une société où la perfection esthétique est souvent mise sur un piédestal.

Les individus peuvent se sentir moins attractifs, ce qui peut impacter leur confiance dans les relations interpersonnelles et amoureuses.

Stress et dépression

Il existe une relation bidirectionnelle entre le stress et les affections cutanées. Le stress peut exacerber de nombreuses conditions dermatologiques, tandis que la présence de ces affections peut, à son tour, augmenter les niveaux de stress et d'anxiété. Dans certains cas, la détresse psychologique peut évoluer vers une dépression clinique.

Répercussions professionnelles

Certains individus peuvent ressentir que leur affection cutanée les défavorise dans le monde professionnel, en particulier dans les métiers où l'apparence joue un rôle central. Cela peut limiter leurs opportunités de carrière ou leur désir de progresser.

Comportements d'évitement

La honte ou l'embarras peuvent pousser les personnes atteintes d'affections cutanées à adopter des comportements d'évitement : refuser des invitations sociales, éviter certaines activités (comme la natation) ou s'habiller de manière à dissimuler entièrement leur peau.

Reconnaître l'impact psychologique des affections cutanées est essentiel pour offrir une prise en charge complète aux patients. Le traitement ne doit pas se concentrer uniquement sur les symptômes physiques, mais aussi sur le soutien émotionnel, afin d'aider les patients à retrouver une image positive d'eux-mêmes et à mieux gérer les répercussions de leur condition sur leur vie quotidienne.

Approche holistique du patient : au-delà de la peau

L'approche holistique du patient en dermatologie reconnaît que chaque individu est une entité complexe, où le corps, l'esprit et l'environnement interagissent constamment. Alors que la dermatologie est traditionnellement centrée sur le traitement des affections cutanées, une vision holistique va bien au-delà de la peau, comprenant les impacts émotionnels, psychologiques, sociaux et même spirituels des maladies cutanées sur l'individu. Plongeons-nous dans cette approche intégrée.

L'humain, bien plus que la somme de ses parties, est un être multidimensionnel. En dermatologie, l'approche holistique vient comme un rappel que derrière chaque affection cutanée se trouve une personne avec ses propres histoires, ses défis, ses espoirs et ses peurs.

Dimension émotionnelle et psychologique

Comme nous l'avons exploré précédemment, les affections cutanées peuvent avoir un impact profond sur l'estime de soi, l'image corporelle et le bien-être émotionnel. Une approche holistique reconnaît ces défis et cherche à les adresser, peut-être en intégrant une thérapie cognitive-comportementale, des techniques de relaxation ou des sessions avec un psychologue.

Dimension sociale

La peau, souvent considérée comme notre "carte de visite", joue un rôle dans nos interactions sociales. Les affections cutanées peuvent affecter la façon dont un individu interagit avec les autres, s'isole ou ressent la stigmatisation. Adopter une vision holistique, c'est aussi soutenir le patient dans la reconstruction de ses relations et l'aider à naviguer dans le monde social avec confiance.

Dimension physique

Au-delà des symptômes cutanés apparents, il est essentiel de comprendre les causes sous-jacentes, qui peuvent parfois être liées à d'autres conditions médicales, à des déséquilibres hormonaux ou à des facteurs environnementaux. Une alimentation saine, l'exercice et des soins de la peau adaptés font également partie de cette dimension.

Dimension spirituelle

Pour certains, leur peau et son état peuvent être liés à des questions plus profondes de sens, de but ou de spiritualité. Respecter et explorer cette dimension peut offrir un soutien supplémentaire à certains patients, les aidant à trouver un sens ou une acceptation face à leur condition.

Dimension environnementale

L'environnement joue un rôle essentiel dans la santé de la peau. Une approche holistique considère des facteurs tels que l'exposition au soleil, les allergènes environnementaux, la qualité de l'air et même les produits cosmétiques utilisés.

Une approche holistique en dermatologie reconnaît le patient dans sa globalité. Elle cherche à traiter non seulement l'affection cutanée, mais aussi à comprendre et à répondre aux nombreux défis auxquels le patient est confronté dans sa vie quotidienne. Cette approche intégrée et centrée sur le patient est essentielle pour offrir des soins véritablement transformateurs et complets.

Fournir un soutien émotionnel et des conseils adaptés

Le soutien émotionnel et la fourniture de conseils adaptés sont des éléments clés de la prise en charge des patients, en particulier dans le domaine de la dermatologie. L'apparence de la peau, en tant qu'élément majeur de l'identité visuelle d'une personne, peut affecter profondément le bien-être psychologique. Voici comment le soutien émotionnel et les conseils adaptés peuvent être intégrés avec compassion et professionnalisme dans la prise en charge des patients.

Écoute empathique
L'une des premières étapes pour fournir un soutien émotionnel est de simplement écouter le patient. En donnant au patient l'espace et le temps de partager ses préoccupations, ses peurs et ses frustrations, l'infirmier ou le médecin établit une relation de confiance.

Validation des sentiments
Les émotions associées aux affections cutanées peuvent être complexes. Il est essentiel de valider les sentiments du patient, de reconnaître que leurs préoccupations sont légitimes et de ne jamais minimiser leurs expériences.

Fournir de l'information
L'incertitude et le manque d'informations peuvent exacerber l'anxiété. Fournir des informations claires, compréhensibles et honnêtes sur le diagnostic, le traitement et les attentes peut aider à réduire l'anxiété du patient.

Techniques de gestion du stress
L'apprentissage de techniques simples de gestion du stress, comme la respiration profonde, la méditation ou la tenue d'un journal, peut offrir un soutien émotionnel supplémentaire.

Groupes de soutien et thérapie
Diriger les patients vers des groupes de soutien spécifiques à leur affection cutanée ou vers des professionnels de la santé mentale peut leur offrir des ressources précieuses pour gérer leurs émotions.

Conseils sur les soins personnels
Au-delà des traitements médicaux, fournir des conseils sur les soins de la peau, les routines adaptées et les produits recommandés peut aider le patient à se sentir plus en contrôle de sa condition.

Gestion des attentes
Il est essentiel de discuter honnêtement des résultats

attendus du traitement. Si un patient a des attentes irréalistes, il est crucial de les réaligner pour éviter des déceptions futures.

Formation continue

La formation continue des professionnels de la santé sur les aspects psychologiques des affections cutanées peut améliorer la qualité des soins fournis.

La prise en charge des affections cutanées va bien au-delà du traitement physique. Reconnaître et répondre aux besoins émotionnels des patients est tout aussi crucial pour garantir une approche de soins complète et empathique. En intégrant le soutien émotionnel et des conseils adaptés dans le parcours de soins, les professionnels peuvent aider les patients à naviguer dans leurs défis avec confiance et espoir.

Chapitre 12:
DIVERSITÉ ET SOINS CUTANÉS SPÉCIFIQUES

Différences ethniques et spécificités des soins de la peau

La peau, organe le plus étendu de notre corps, est unique à chacun et porte en elle des marques de nos origines, de notre hérédité et de notre histoire. Les caractéristiques de la peau, notamment sa couleur, sa texture et sa réactivité, varient selon les groupes ethniques, ce qui peut influencer les affections cutanées, leurs diagnostics et leurs traitements. C'est pourquoi il est essentiel de comprendre les différences ethniques et les spécificités des soins de la peau pour offrir des soins dermatologiques adaptés et efficaces.

Les caractéristiques de la peau selon l'ethnie

Pigmentation: Les personnes d'origine africaine, asiatique ou latino-américaine ont généralement une peau plus riche en mélanine, ce qui leur confère une protection naturelle contre les rayons UV du soleil. Cependant, cela les rend également plus susceptibles aux troubles de la pigmentation comme l'hyperpigmentation post-inflammatoire.

Texture et pores: Les différences de texture et de taille des pores peuvent influencer la prévalence de certaines affections cutanées. Par exemple, la peau asiatique est souvent considérée comme ayant des pores plus fins, ce qui peut influencer la manière dont elle réagit à certains traitements esthétiques.

- **Sensibilité**: Certains groupes ethniques peuvent être plus sensibles à certaines affections cutanées ou réagir différemment aux traitements.

Les affections cutanées et les traitements selon l'ethnie

- **Troubles de la pigmentation**: Les traitements visant à éclaircir les zones hyperpigmentées doivent être utilisés avec prudence pour éviter de provoquer une dépigmentation ou une pigmentation inégale.

- **Cicatrisation**: Les personnes à la peau plus foncée sont parfois plus sujettes à la formation de cicatrices chéloïdes ou hypertrophiques. Les traitements doivent être adaptés pour minimiser ce risque.

- **Vieillissement**: La manière dont la peau vieillit peut varier selon l'ethnie, avec des différences dans l'apparition des rides, la laxité de la peau et les taches brunes.

Spécificités des soins de la peau

- **Protection solaire**: Même si les peaux plus foncées ont une protection naturelle contre les UV, l'utilisation d'un écran solaire reste essentielle pour prévenir le cancer de la peau et les troubles de la pigmentation.

- **Produits éclaircissants**: Il est crucial de choisir des produits formulés pour minimiser les irritations et prévenir les troubles de la pigmentation.

- **Soins hydratants**: La peau noire peut souvent paraître "cendrée" lorsqu'elle est sèche. L'utilisation régulière d'hydratants adaptés est bénéfique.

Offrir des soins dermatologiques adaptés nécessite une compréhension approfondie des différences ethniques et des spécificités des soins de la peau. Les professionnels de la santé doivent se former continuellement et être à l'écoute de leurs patients pour répondre à leurs besoins uniques et assurer les meilleurs résultats possibles.

Troubles pigmentaires et préoccupations spécifiques

Les troubles pigmentaires englobent un vaste éventail d'affections cutanées caractérisées par une anomalie de la pigmentation de la peau. Ces troubles peuvent être le résultat d'une production accrue, diminuée, ou mal distribuée de mélanine, le pigment responsable de la coloration de la peau, des cheveux, et des yeux. Ces conditions peuvent avoir un impact significatif sur l'estime de soi et la qualité de vie des individus, en raison de leur visibilité et de leur caractère parfois permanent.

Les principaux troubles pigmentaires

Melasma: Également connu sous le nom de "masque de grossesse", c'est une hyperpigmentation brune ou grisâtre qui apparaît généralement sur le visage. Elle est courante chez les femmes enceintes, les utilisatrices de contraceptifs oraux et celles qui prennent des traitements hormonaux substitutifs.

Hyperpigmentation post-inflammatoire (HPI): Il s'agit d'une réaction cutanée à une inflammation ou une lésion, qui peut suivre des affections telles que l'acné, les éruptions cutanées, ou des blessures. Elle peut se manifester sous la forme de taches sombres sur la peau.

Vitiligo: C'est un trouble où des portions de la peau perdent leur pigmentation, formant ainsi des zones décolorées. Les causes exactes restent un sujet de recherche, mais une prédisposition génétique et une réaction auto-immune semblent être impliquées.

Taches de rousseur et lentigines: Ces petites taches brunes sont généralement causées par l'exposition au soleil et sont plus courantes chez les individus à la peau claire.

- **Albinisme**: C'est une condition génétique qui résulte en une absence totale ou partielle de mélanine dans la peau, les cheveux, et les yeux.

Préoccupations spécifiques liées aux troubles pigmentaires

- **Impact psychologique**: Les individus peuvent éprouver des sentiments d'embarras, de honte, ou de manque de confiance en eux en raison de la visibilité des troubles pigmentaires.
- **Sensibilité au soleil**: Les zones touchées par des troubles comme le vitiligo sont plus sensibles au soleil, augmentant le risque de coup de soleil et de cancers cutanés.
- **Choix des traitements**: Le choix du traitement pour les troubles pigmentaires doit être individualisé et effectué avec prudence, car certains traitements, s'ils ne sont pas bien gérés, peuvent aggraver l'hyperpigmentation ou causer d'autres effets indésirables.
- **Prévention**: Dans certains cas, une prévention active est possible. Par exemple, éviter une exposition excessive au soleil peut prévenir l'aggravation du melasma.

Les troubles pigmentaires, bien que souvent non menaçants pour la vie, peuvent avoir un impact profond sur le bien-être des individus. Une prise en charge holistique, comprenant une évaluation clinique, des traitements adaptés, un soutien psychologique, et des conseils sur la prévention et les soins quotidiens, est essentielle pour aider les patients à gérer ces affections et à retrouver confiance en eux.

Aborder la diversité
avec sensibilité et compétence

Aborder la diversité avec sensibilité et compétence n'est pas seulement une nécessité dans notre monde moderne interconnecté, mais aussi une vertu. Dans une société où nos voisins, collègues et amis viennent d'horizons divers, comprendre et respecter les différences est fondamental pour construire une communauté harmonieuse. Chaque individu apporte avec lui une mosaïque d'expériences, de traditions et de perspectives qui enrichit la tapestry collective de notre humanité.

L'essence de la sensibilité à la diversité réside dans la reconnaissance que chaque personne est unique et a sa propre histoire. Ce n'est pas seulement une question de couleur de peau, d'origine ethnique ou de croyance religieuse. C'est aussi une question de genre, d'orientation sexuelle, d'âge, de capacités physiques et mentales, d'éducation et de tant d'autres facettes qui façonnent notre identité. En adoptant une approche ouverte, en posant des questions avec curiosité et en écoutant avec attention, nous commençons à comprendre les expériences des autres, à démanteler les stéréotypes et à éliminer les préjugés.

La compétence, quant à elle, nécessite une éducation continue. Dans un monde en constante évolution, il est essentiel d'être proactif dans la recherche d'informations, d'assister à des formations et de participer à des dialogues sur la diversité. Cela nous permet non seulement de nous familiariser avec les différentes cultures et traditions, mais aussi de comprendre les défis auxquels sont confrontées certaines communautés. Cette compétence nous aide à interagir de manière plus respectueuse et efficace avec les personnes d'horizons différents.

Mais aborder la diversité avec sensibilité et compétence va au-delà de la simple interaction personnelle. Cela s'étend également à nos lieux de travail, à nos écoles et à nos communautés. En créant des environnements inclusifs, en favorisant la diversité et en offrant des opportunités égales à tous, nous bâtissons des structures solides qui reflètent la riche diversité de notre société. En fin de compte, la sensibilité à la diversité et la compétence ne sont pas seulement des qualités individuelles, mais aussi des piliers sur lesquels repose une société équilibrée, juste et florissante.

Chapitre 13:
LA TECHNOLOGIE EN DERMATOLOGIE

Les derniers outils diagnostiques

La dermatologie, à l'instar de nombreuses branches de la médecine, a connu une évolution remarquable en termes d'outils diagnostiques au cours des dernières décennies. Les avancées technologiques ont permis d'améliorer la précision des diagnostics, d'offrir des solutions non invasives et d'optimiser la prise en charge des patients. Dans un style fluide, explorons certains des outils diagnostiques les plus récents en dermatologie.

Le **dermatoscope** est devenu un incontournable pour de nombreux dermatologues. Il s'agit d'un dispositif optique qui permet l'examen de la peau à une échelle agrandie. Grâce à la dermatoscopie, les médecins peuvent identifier des structures cutanées invisibles à l'œil nu, améliorant ainsi la détection précoce des mélanomes et d'autres tumeurs cutanées.

Un autre bond technologique a été la mise en œuvre de l'**imagerie par tomographie en cohérence optique (OCT)**. Cette technique offre des images en coupe transversale de la peau, fournissant des détails similaires à une biopsie microscopique, mais sans intervention chirurgicale. L'OCT est particulièrement utile pour surveiller la progression des maladies et l'efficacité des traitements.

L'**imagerie multispectrale** est une méthode innovante qui utilise différentes longueurs d'onde de la lumière pour examiner la peau. Elle est capable de détecter des changements dans les tissus bien avant qu'ils ne deviennent visibles à l'œil nu, aidant ainsi à la détection précoce de diverses affections cutanées.

La **spectroscopie Raman** est une technique émergente qui analyse les vibrations moléculaires pour obtenir des informations sur la composition biochimique des tissus. Bien que toujours en développement, elle pourrait révolutionner le diagnostic de maladies comme le cancer de la peau.

Enfin, l'**intelligence artificielle** (IA) et l'apprentissage automatique commencent à jouer un rôle dans la dermatologie. En combinant les vastes bases de données d'images cutanées avec des algorithmes puissants, l'IA peut aider à identifier des maladies avec une précision parfois égale ou supérieure à celle des experts humains. Bien que cette technologie soit encore à ses débuts en dermatologie, son potentiel est indéniable.

Les outils diagnostiques en dermatologie ont parcouru un long chemin, offrant aux professionnels de la santé des moyens plus précis, rapides et non invasifs d'examiner et de traiter les affections cutanées. À mesure que la technologie continue d'évoluer, on peut s'attendre à ce que ces outils deviennent encore plus sophistiqués, transformant la manière dont nous abordons la santé de la peau.

La télémédecine et la consultation à distance

La télémédecine, cette fusion de la technologie et de la médecine, est devenue un pilier essentiel du paysage médical moderne. En particulier, dans le contexte de la dermatologie, la consultation à distance a ouvert de nouvelles voies pour la prestation de soins. Abordons ce sujet de manière fluide, soulignant l'importance croissante de la télémédecine et de la consultation à distance en dermatologie.

Imaginez un monde où, confronté à une éruption cutanée inquiétante ou à un grain de beauté changeant, vous n'avez pas besoin d'attendre des semaines pour un rendez-vous en personne. Grâce à la télémédecine, ce monde est notre réalité actuelle. Avec une simple photo ou une brève vidéoconférence, vous pouvez avoir un échange direct avec votre dermatologue, bénéficiant ainsi d'un diagnostic rapide et souvent précis.

La télémédecine répond non seulement au besoin de commodité mais également à celui de l'accessibilité. Pour ceux qui vivent dans des zones reculées ou qui ont des difficultés à se déplacer, les consultations à distance sont une bouée de sauvetage. Ce mode de prestation de soins médicaux élimine les barrières géographiques, rendant la dermatologie accessible à tous, quel que soit le lieu de résidence.

L'efficacité de la télémédecine en dermatologie est renforcée par la nature visuelle de la spécialité. Souvent, une image vaut mille mots, surtout lorsqu'il s'agit de problèmes de peau. Les dermatologues peuvent évaluer, diagnostiquer et même prescrire un traitement basé sur des images haute résolution ou des vidéos en temps réel, réduisant ainsi le besoin de consultations en personne pour de nombreux cas.

Cependant, la télémédecine présente aussi ses défis. L'absence d'un examen physique direct peut parfois limiter le diagnostic. De plus, des préoccupations concernant la confidentialité et la sécurité des données des patients nécessitent une attention constante pour garantir que les plateformes de télémédecine sont à la fois sûres et conformes.

En dépit de ces défis, l'avenir de la télémédecine en dermatologie semble prometteur. Avec l'évolution continue de la technologie, la formation adaptée des professionnels de santé, et des réglementations bien pensées, la télémédecine est en passe de révolutionner la manière dont les soins dermatologiques sont dispensés.

La télémédecine et la consultation à distance ont transformé la dermatologie, la rendant plus accessible et pratique pour les patients du monde entier. Alors que cette modalité de soins continue de s'épanouir, elle redéfinit notre perception des soins médicaux, démontrant que parfois, le soin optimal peut être dispensé même à des kilomètres de distance.

Gestion électronique des dossiers et coordination des soins

L'avènement de l'ère numérique a entraîné une transformation radicale dans le domaine médical, notamment avec la mise en œuvre de la gestion électronique des dossiers médicaux. Au cœur de cette évolution se trouve l'ambition d'offrir des soins de meilleure qualité, plus cohérents et plus efficaces à tous les patients. En dermatologie, comme dans d'autres spécialités médicales, cette transition vers le numérique a eu un impact profond, facilitant non seulement la gestion des dossiers mais aussi la coordination des soins.

La gestion électronique des dossiers a mis fin aux piles de dossiers en papier, aux notes manuscrites souvent illisibles et aux lourds classeurs qui caractérisaient autrefois les cabinets médicaux. À la place, les médecins, infirmiers et autres professionnels de santé peuvent maintenant accéder, en quelques clics, à des dossiers complets, clairement organisés et régulièrement mis à jour. Ces dossiers électroniques, contenant des images, des rapports de laboratoire et des antécédents médicaux, deviennent ainsi des outils précieux pour le diagnostic, le suivi et le traitement.

Mais au-delà de la simple gestion des dossiers, ces systèmes électroniques jouent un rôle crucial dans la coordination des soins. Prenons, par exemple, un patient atteint de psoriasis qui nécessite à la fois des soins dermatologiques et rhumatologiques. Grâce à un dossier médical partagé électroniquement, les médecins de différentes spécialités peuvent collaborer plus étroitement, garantissant ainsi une prise en charge complète et cohérente du patient. Ils peuvent discuter des traitements, échanger des informations pertinentes et s'assurer que le patient reçoit des soins optimaux à chaque étape de sa prise en charge.

De plus, ces systèmes favorisent une communication directe avec les patients. Les portails patients, par exemple, permettent aux individus d'accéder à leurs propres dossiers médicaux, de prendre des rendez-vous en ligne, et même de poser des questions à leurs soignants. Cette approche centrée sur le patient renforce la confiance, améliore la compréhension et favorise une meilleure adhésion au traitement.

Toutefois, comme toute innovation, la gestion électronique des dossiers présente aussi des défis. Les questions de sécurité et de confidentialité sont au premier plan, nécessitant des protocoles rigoureux pour protéger les informations sensibles. De plus, la nécessité d'une formation continue pour le personnel et l'adaptation aux nouveaux systèmes peuvent représenter des obstacles initiaux.

La gestion électronique des dossiers et la coordination des soins ont redéfini la pratique moderne de la dermatologie.

Cette révolution numérique, bien qu'encore en cours, promet une amélioration continue de la qualité des soins, une collaboration renforcée entre professionnels de santé et une relation patient-soignant encore plus solide. Dans ce paysage en constante évolution, l'objectif reste inchangé : offrir les meilleurs soins possibles à chaque patient.

Chapitre 14:
PRÉVENTION ET ÉDUCATION

Sensibilisation aux dangers du soleil et protection solaire

Le soleil, cette éternelle boule de feu qui brille dans le ciel, a depuis toujours été associé à la vie, la chaleur et la lumière. Nous nous en émerveillons, nous nous y prélassons, et pourtant, comme toutes bonnes choses, il possède un revers à sa médaille. En dermatologie, la sensibilisation aux dangers du soleil et l'importance de la protection solaire sont des sujets cruciaux qui méritent une attention soutenue.

Le soleil émet une variété de rayonnements, parmi lesquels les rayons ultraviolets (UV) qui, bien que invisibles à l'œil nu, ont un effet profond sur notre peau. Une exposition répétée et non protégée aux rayons UV peut endommager l'ADN de la peau, accélérer le vieillissement cutané et, plus grave encore, augmenter le risque de cancers de la peau, tels que le mélanome. Chaque année, des milliers de nouveaux cas de cancers cutanés sont diagnostiqués, beaucoup d'entre eux étant directement liés à une surexposition solaire sans protection adéquate.

Mais comment, dans une société qui vante le teint hâlé comme symbole de santé et de beauté, sensibiliser efficacement à ces dangers ? Il s'agit avant tout d'éducation. Il est essentiel d'enseigner dès le plus jeune âge les méfaits potentiels du soleil. Les écoles, les médias, les campagnes de santé publique peuvent jouer un rôle déterminant dans cette prise de conscience.

En parallèle, la protection solaire ne doit pas être perçue comme une contrainte, mais comme un rituel quotidien, au même titre que se brosser les dents ou se laver les mains. L'utilisation régulière de crèmes solaires à large spectre, d'un facteur de protection solaire (FPS) adapté à son type de peau et aux conditions d'ensoleillement, est essentielle. De plus, il est recommandé de porter des vêtements protecteurs, des chapeaux à larges bords et des lunettes de soleil, et d'éviter l'exposition directe pendant les heures où le soleil est le plus fort.

Il est aussi important de déconstruire certains mythes. Un bronzage n'est pas un signe de peau saine ; c'est en réalité la réponse de la peau à une agression par les rayons UV. De même, une peau bronzée n'offre pas une protection suffisante contre les dangers du soleil. Chaque coup de soleil, chaque séance de bronzage intensif, cumule et augmente le risque d'effets néfastes à long terme.

Le soleil, bien que source de vie, porte en lui des dangers qu'il ne faut pas négliger. Une sensibilisation accrue aux risques associés à une exposition non protégée, couplée à des habitudes de protection solaire rigoureuses, peut sauver des vies. Après tout, la meilleure manière de profiter du soleil est de le faire en toute sécurité, avec conscience et respect pour cette puissante force de la nature.

Auto-examen de la peau et détection précoce

La peau, cette vaste étendue qui enveloppe notre corps, est bien plus qu'une simple barrière protectrice. Elle raconte notre histoire, révèle nos expériences, et parfois, elle signale silencieusement des changements qui pourraient avoir des implications sérieuses pour notre santé. L'auto-examen de la peau et la détection précoce des anomalies cutanées s'avèrent être des outils puissants dans la prévention et le traitement des maladies de la peau, notamment le cancer.

Chaque jour, notre peau est exposée à une multitude de facteurs environnementaux, du soleil au vent, en passant par les polluants. Avec le temps, ces facteurs peuvent induire des changements, parfois imperceptibles, parfois plus marqués. Et bien que la plupart de ces changements soient inoffensifs, certains peuvent être les premiers signes d'affections plus graves. L'auto-examen régulier de la peau permet de repérer ces changements précocement, augmentant ainsi les chances d'un traitement réussi.

L'auto-examen est un rituel simple, mais il exige de la rigueur et de l'attention. Il s'agit de se tenir devant un miroir, sous une lumière naturelle de préférence, et d'inspecter chaque centimètre carré de sa peau, des pieds à la tête. Il est essentiel de prêter attention à l'apparition de nouvelles taches, à la modification de l'aspect ou de la taille des grains de beauté existants, ou à toute lésion qui ne guérit pas. Chaque détail compte, car le moindre changement peut être révélateur.

Il est également crucial de connaître son propre type de peau et son histoire. Une peau claire, par exemple, est généralement plus susceptible aux dommages solaires, et par conséquent, aux cancers de la peau. De même, une histoire familiale de cancer de la peau peut augmenter le risque d'une personne. Ces informations peuvent aider à orienter l'attention lors des auto-examens.

Mais pourquoi est-ce si important de détecter précocement ces changements ? Parce que dans le monde de la dermatologie, le temps est essentiel. Plus tôt une anomalie est détectée, meilleures sont les chances de traitement et de guérison. Prenons le mélanome, par exemple, l'un des cancers de la peau les plus agressifs. Si détecté à un stade précoce, le taux de survie à cinq ans est supérieur à 90%. Cependant, si le diagnostic est tardif, ce taux peut chuter drastiquement.

L'auto-examen de la peau est un acte d'empowerment, une manière proactive de prendre en main sa propre santé. Il est un rappel que notre peau, avec toute sa complexité et sa beauté, nécessite notre attention et nos soins. En écoutant ce que notre peau a à nous dire, en repérant les signaux, même les plus discrets, nous nous offrons la meilleure chance de vivre une vie saine, belle et épanouie.

Education des patients
sur les soins cutanés quotidiens

La peau est le plus grand organe du corps humain, et bien qu'elle puisse souvent paraître résistante et autonome, elle nécessite des soins et une attention réguliers pour préserver sa santé et sa vitalité. L'éducation des patients sur les soins cutanés quotidiens n'est pas seulement une question d'esthétique ; c'est avant tout une démarche proactive pour maintenir la santé de la peau, prévenir les affections cutanées et optimiser sa fonction protectrice.

Lorsque nous parlons de soins cutanés, la première chose qui vient souvent à l'esprit est une routine beauté, avec ses lotions et ses potions. Cependant, les soins cutanés vont bien au-delà des crèmes et des sérums. Il s'agit d'une approche holistique qui englobe à la fois la protection, la nutrition et le renouvellement de la peau.

Protéger la peau est essentiel, surtout face aux agressions extérieures. Cela inclut la protection contre les rayons UV du soleil, qui peuvent causer des dommages irréversibles à la peau, accélérer le vieillissement cutané et augmenter le risque de cancers cutanés. Éduquer les patients sur l'importance de l'application quotidienne d'une crème solaire à large spectre, même par temps nuageux, est crucial. De même, il est important de sensibiliser sur les effets néfastes des polluants, du tabac et d'autres facteurs environnementaux, tout en conseillant des méthodes de protection appropriées.

La nutrition de la peau, quant à elle, est tout aussi importante. Une peau bien hydratée est une peau éclatante, souple et résistante. Informer les patients sur l'importance de l'hydratation, tant par l'application de produits hydratants adaptés que par une consommation adéquate d'eau, est une étape fondamentale. De plus, promouvoir une alimentation équilibrée, riche en antioxydants, vitamines et minéraux, permet de nourrir la peau de l'intérieur, la rendant plus résiliente face aux défis du quotidien.

Enfin, la peau, comme tout organe vivant, a un cycle de vie. Encourager des routines douces d'exfoliation pour éliminer les cellules mortes et favoriser le renouvellement cellulaire est essentiel. Éduquer sur l'importance de soins adaptés aux différents types et états de peau, des peaux grasses aux peaux sensibles, permet d'assurer une prise en charge personnalisée.

Eduquer les patients sur les soins cutanés quotidiens, c'est leur donner les outils pour prendre en main leur santé cutanée, pour la protéger, la nourrir et la renouveler. C'est une démarche qui va bien au-delà de la simple beauté, c'est un voyage vers une meilleure santé, une meilleure confiance en soi et, inévitablement, une meilleure qualité de vie.

Chapitre 15:
ASPECTS ADMINISTRATIFS ET GESTION

Coordination des soins
et gestion des rendez-vous

La coordination des soins et la gestion des rendez-vous sont des maillons essentiels dans la chaîne des soins médicaux, en particulier dans un domaine aussi vaste et dynamique que la dermatologie. Qu'il s'agisse d'une première consultation, d'un suivi régulier ou d'un traitement spécialisé, une gestion efficace de ces éléments garantit non seulement la fluidité des processus mais également une meilleure prise en charge des patients.

Au cœur du système de santé, les rendez-vous sont comme le battement d'un pouls, marquant le rythme de la vie clinique. Cependant, gérer ces rendez-vous n'est pas aussi simple que de cocher une case sur un calendrier. Il s'agit de jongler entre les urgences, les suivis, les procédures invasives, les consultations simples et bien d'autres, tout en veillant à respecter les contraintes temporelles des patients et des professionnels de santé.

La coordination des soins, quant à elle, est une danse complexe qui implique de multiples intervenants. En dermatologie, cela peut signifier travailler main dans la main avec des chirurgiens plastiques, des oncologues, des allergologues, des infirmiers spécialisés et bien d'autres spécialistes. Cette coordination est essentielle pour garantir que chaque patient reçoive les soins appropriés, au bon moment et par le bon spécialiste. C'est un jeu d'équilibre délicat, où la communication est la clé.

Avec l'avènement de la technologie moderne, la gestion des rendez-vous et la coordination des soins ont été grandement facilitées. Les systèmes de gestion électronique des dossiers des patients permettent une vue d'ensemble de l'historique médical, des rendez-vous à venir et des traitements en cours. De plus, avec la télémédecine en plein essor, les consultations à distance sont devenues une réalité, offrant une flexibilité sans précédent.

Cependant, au-delà de la technologie, ce sont les compétences humaines qui priment. La capacité à écouter, à comprendre et à anticiper les besoins des patients est inestimable. Chaque patient est unique, avec ses propres préoccupations, ses propres besoins et son propre parcours médical. Assurer une coordination fluide des soins et une gestion efficace des rendez-vous, c'est reconnaître et respecter cette unicité.

La coordination des soins et la gestion des rendez-vous ne sont pas de simples tâches administratives. Elles sont au cœur de l'expérience patient, influençant directement la qualité des soins, la satisfaction des patients et, ultimement, leurs résultats de santé. Dans le monde complexe et en constante évolution de la dermatologie, ces éléments jouent un rôle pivot, garantissant que chaque patient reçoive des soins opportuns, appropriés et bien coordonnés.

Aspects financiers et assurance

Naviguer dans les eaux tumultueuses des aspects financiers et des assurances dans le secteur médical, et particulièrement en dermatologie, est un défi que de nombreux patients et professionnels de santé rencontrent. La dermatologie, avec sa gamme étendue de procédures, allant des traitements médicaux nécessaires aux interventions esthétiques électives, présente une mosaïque de considérations financières qui nécessitent une compréhension approfondie et une gestion attentive.

La réalité est que les soins médicaux coûtent cher. Que ce soit pour des consultations de routine, des interventions chirurgicales ou des traitements spécialisés, il y a toujours un coût associé. Pour beaucoup, les assurances viennent alléger ce fardeau, mais elles apportent leur propre ensemble de complications et de détails à prendre en compte.

La première étape pour les patients est souvent de comprendre ce que couvre exactement leur assurance. Toutes les polices d'assurance ne sont pas créées égales. Certaines peuvent couvrir des consultations de dermatologie de routine, tandis que d'autres peuvent exclure des procédures spécifiques ou ne les couvrir que partiellement. De plus, la distinction entre les traitements "médicalement nécessaires" et les procédures "cosmétiques" ou "esthétiques" peut souvent être floue, conduisant à des surprises inattendues lorsqu'il s'agit de facturation.

Du point de vue du professionnel de santé, la maîtrise des aspects financiers est tout aussi cruciale. Cela implique non seulement une compréhension des coûts opérationnels, mais aussi une connaissance approfondie des différents régimes d'assurance, des codes de facturation et des procédures de remboursement. Une mauvaise gestion ou une méconnaissance de ces éléments peut entraîner des retards de paiement, des refus de couverture ou même des litiges.

Dans ce contexte complexe, la transparence est la clé. Les patients ont le droit de connaître à l'avance les coûts associés à leurs soins. Une communication ouverte entre le patient et le professionnel de santé, où les coûts, les options de traitement et les détails de l'assurance sont discutés en toute clarté, peut aider à éviter de futures confusions ou frustrations.

En outre, avec l'évolution rapide du paysage de la santé et de l'assurance, se tenir informé des dernières tendances, régulations et options disponibles est essentiel. Les professionnels de santé peuvent envisager des formations ou des ateliers spécifiques pour se tenir à jour, tandis que les patients peuvent bénéficier de ressources éducatives ou de consultations avec des spécialistes financiers ou des conseillers en assurance.

Bien que les aspects financiers et d'assurance en dermatologie puissent sembler intimidants, avec une compréhension approfondie, une communication transparente et une gestion proactive, ils peuvent être navigués avec succès. Après tout, l'objectif ultime est de garantir que les patients reçoivent les meilleurs soins possibles, indépendamment des défis financiers.

Gestion des fournitures, équipements et médicaments

La gestion des fournitures, équipements et médicaments est une composante cruciale du fonctionnement quotidien de toute unité dermatologique. Que ce soit une grande clinique hospitalière, une petite pratique privée ou un centre de recherche, l'efficacité avec laquelle ces éléments sont gérés peut grandement influencer la qualité des soins, la productivité et même la sécurité des patients.

Dans le domaine de la dermatologie, la diversité des interventions et traitements nécessite une vaste gamme de fournitures, d'équipements spécialisés et de médicaments.

Cette diversité, tout en permettant une prise en charge médicale personnalisée et efficace, implique également une gestion méticuleuse pour assurer la continuité des soins.

Les fournitures comprennent tout, des gants et bandages aux instruments chirurgicaux spécifiques. Leur gestion requiert un inventaire régulier pour s'assurer qu'il n'y a pas de ruptures de stock, surtout pour les articles fréquemment utilisés. Des contrôles de qualité réguliers sont également essentiels pour garantir que les fournitures restent stériles et en bon état.

L'équipement en dermatologie peut être aussi basique qu'une lampe loupe ou aussi avancé qu'un appareil de photothérapie ou un laser dermatologique. La maintenance préventive est cruciale ici. Un équipement défectueux ou mal calibré peut non seulement compromettre les soins mais aussi présenter un risque pour le patient. De plus, à mesure que la technologie progresse, il est important de se tenir informé des dernières innovations et, le cas échéant, d'envisager des mises à niveau ou des remplacements.

Les médicaments utilisés en dermatologie varient des crèmes topiques aux agents biologiques avancés. La gestion des médicaments implique de s'assurer qu'ils sont stockés correctement, qu'ils ne dépassent pas leur date d'expiration et qu'ils sont dispensés avec précision. Avec l'émergence constante de nouveaux médicaments et thérapies, une formation continue pour le personnel est souvent nécessaire pour garantir une utilisation sûre et efficace.

Au-delà de la simple gestion des stocks, il y a la question de la coordination avec les fournisseurs et les fabricants. Établir des relations solides avec ces parties prenantes peut faciliter la commande, la livraison et même la négociation des prix.

Un autre aspect crucial est la formation et la sensibilisation du personnel. Chaque membre de l'équipe doit être conscient de l'importance d'une gestion appropriée des ressources et savoir comment utiliser et entretenir correctement les fournitures et l'équipement.

Une gestion efficace des fournitures, équipements et médicaments en dermatologie n'est pas seulement une question d'efficacité opérationnelle. C'est un élément essentiel pour garantir la qualité des soins, la sécurité des patients et la satisfaction du personnel. Dans le rythme effréné de la médecine moderne, ces détails peuvent sembler mineurs, mais leur impact sur le patient et l'ensemble du système de soins est tout sauf négligeable.

Chapitre 16:
DERMATOLOGIE
ET PATHOLOGIES SYSTÉMIQUES

Manifestations cutanées
des maladies internes

Les manifestations cutanées des maladies internes illustrent la complexité du corps humain et la manière dont ses différents systèmes sont inextricablement liés. La peau, souvent qualifiée de miroir de l'état général de l'organisme, peut refléter des déséquilibres ou des problèmes se produisant dans des régions éloignées du corps. Ces manifestations dermatologiques peuvent être le premier indice d'une maladie interne, parfois grave, nécessitant une intervention médicale.

Les maladies auto-immunes telles que le lupus érythémateux systémique peuvent provoquer des éruptions malaire ou discoïde. La dermatomyosite, quant à elle, se manifeste souvent par des éruptions cutanées violacées sur les paupières et des plaques rugueuses sur les articulations.

Les affections hépatiques peuvent entraîner un certain nombre de manifestations cutanées. La cirrhose, par exemple, peut causer des "araignées vasculaires" (télangiectasies), une jaunisse, ou un prurit. De même, l'hémochromatose, une surcharge en fer, peut donner à la peau une teinte bronzée.

Les maladies rénales, en particulier l'insuffisance rénale, peuvent entraîner une pâleur due à l'anémie, une coloration jaune-pâle ou une xérose (peau sèche).

Les déséquilibres endocriniens jouent également un rôle dans les manifestations cutanées. Le myxœdème, dû à l'hypothyroïdie, se traduit par une peau sèche, froide et œdémateuse. L'hyperthyroïdie, en revanche, peut donner une peau chaude et humide. Le diabète sucré peut causer des infections cutanées, des ulcères diabétiques, ou des xanthomes éruptifs.

Les affections pulmonaires telles que la cyanose, due à une insuffisance cardiaque ou pulmonaire, se manifestent par une coloration bleuâtre de la peau, en particulier autour des lèvres et des ongles.

Les maladies gastro-intestinales, comme la maladie cœliaque, peuvent entraîner des manifestations telles que la dermatite herpétiforme, qui se caractérise par des vésicules intenses et prurigineuses, généralement sur les coudes, les genoux et les fesses.

Les infections comme la syphilis secondaire peuvent provoquer des éruptions sur la paume des mains et la plante des pieds, tandis que l'endocardite infectieuse peut causer des nodules d'Osler ou des taches de Janeway.

La détection précoce de ces manifestations cutanées peut être un élément clé pour diagnostiquer la maladie interne sous-jacente. Cela nécessite une approche interdisciplinaire de la médecine, où les dermatologues travaillent en étroite collaboration avec d'autres spécialistes pour assurer une prise en charge globale du patient. Comprendre les interconnexions entre la peau et les organes internes est essentiel pour une pratique médicale efficace, car cela permet de voir au-delà des symptômes isolés et d'appréhender le patient dans sa globalité.

L'infirmier face aux maladies auto-immunes avec manifestations dermatologiques

L'infirmier face aux maladies auto-immunes avec manifestations dermatologiques est souvent le premier professionnel de santé à interagir étroitement avec le patient, et ce, à différentes étapes de la maladie. Ces maladies, dans lesquelles le système immunitaire du corps attaque ses propres tissus, peuvent provoquer une variété de symptômes dermatologiques, allant de légères éruptions à des lésions graves et débilitantes.

Premiers signes et diagnostic
Lors des consultations initiales, l'infirmier doit être à l'écoute des préoccupations des patients et être capable d'identifier les manifestations cutanées typiques des maladies auto-immunes. Les symptômes varient mais peuvent inclure des éruptions cutanées, des plaques rouges ou violacées, des ulcères ou des cloques. Une observation attentive et une documentation minutieuse de ces signes aident à orienter le dermatologue ou le rhumatologue vers un diagnostic précis.

Éducation du patient
Une fois le diagnostic posé, l'infirmier joue un rôle essentiel dans l'éducation du patient. Cela comprend l'explication des causes et de la nature de la maladie, les traitements disponibles et la manière de gérer les symptômes au quotidien. L'infirmier enseigne également au patient comment prendre soin de sa peau à la maison, notamment en ce qui concerne l'application de médicaments topiques ou le soin des plaies ouvertes.

Gestion des traitements
La prise en charge des maladies auto-immunes avec manifestations dermatologiques peut nécessiter une combinaison de médicaments oraux, topiques et parfois

injectables. L'infirmier est souvent responsable de la gestion de ces traitements, que ce soit pour administrer des injections, surveiller les effets secondaires ou assurer le suivi avec d'autres spécialistes.

Soutien psychologique

Les manifestations cutanées des maladies auto-immunes peuvent avoir un impact significatif sur l'estime de soi et la qualité de vie des patients. De ce fait, l'infirmier doit être sensible aux besoins émotionnels des patients, offrant une oreille attentive, des conseils pratiques et, si nécessaire, une orientation vers des ressources de soutien psychologique ou des groupes de soutien.

Coordination avec d'autres professionnels de santé

L'infirmier travaille souvent en étroite collaboration avec une équipe multidisciplinaire. Cela peut inclure des dermatologues, des rhumatologues, des psychologues, des nutritionnistes et d'autres spécialistes. La coordination des soins entre ces différents professionnels est essentielle pour assurer une prise en charge complète et efficace du patient.

Face aux maladies auto-immunes avec manifestations dermatologiques, l'infirmier occupe une position centrale, agissant comme un pont entre le patient et le reste de l'équipe médicale. La capacité de l'infirmier à offrir des soins attentifs, éducatifs et holistiques est cruciale pour le bien-être global du patient.

Collaboration avec d'autres spécialités pour un suivi intégré

La collaboration entre les infirmiers en dermatologie et les autres spécialités médicales est primordiale pour offrir un suivi intégré et holistique aux patients. Cette approche multidisciplinaire permet une prise en charge complète, assurant que tous les aspects de la santé d'un patient soient considérés et traités de manière appropriée.

Échange d'informations
Une communication fluide entre l'infirmier en dermatologie et les autres professionnels de santé est la clé pour comprendre l'ensemble des problématiques du patient. L'échange régulier de rapports médicaux, d'observations et de recommandations entre les spécialistes garantit que tous disposent des informations les plus récentes.

Réunions pluridisciplinaires
Organiser des réunions régulières entre les différentes spécialités médicales impliquées dans le soin d'un patient spécifique permet d'élaborer un plan de soins cohérent. Ces réunions sont l'occasion de discuter des progrès du patient, des ajustements de traitement et de s'assurer que tous les aspects de sa santé sont pris en compte.

Orientation vers d'autres spécialités
L'infirmier en dermatologie doit être bien informé des compétences et expertises des autres spécialistes. Ainsi, lorsque des problèmes de santé sous-jacents ou concomitants sont identifiés, une orientation rapide vers le spécialiste approprié peut être mise en œuvre.

Éducation du patient
L'infirmier joue également un rôle essentiel dans l'éducation du patient sur la manière dont les différentes spécialités médicales interagissent pour son bien-être. En comprenant le rôle de chaque spécialiste et comment ils collaborent, le patient peut mieux s'engager dans son propre processus de soins.

Formation continue
Afin de garantir une collaboration efficace, il est important que l'infirmier en dermatologie participe à des formations continues, non seulement dans son domaine spécifique mais aussi dans des domaines connexes. Cela lui permet de rester informé des dernières avancées dans d'autres spécialités et d'améliorer la coordination des soins.

Cas particuliers : maladies systémiques

Dans le cas de maladies ayant des manifestations cutanées mais aussi d'autres symptômes systémiques, la collaboration est d'autant plus cruciale. Par exemple, le lupus peut affecter la peau mais aussi les reins, le cœur, les poumons... Dans de tels cas, l'infirmier en dermatologie doit travailler en étroite collaboration avec les néphrologues, cardiologues, pneumologues et d'autres spécialistes pour assurer une prise en charge globale.

La collaboration entre l'infirmier en dermatologie et d'autres spécialités est essentielle pour offrir un suivi intégré et complet aux patients. Elle nécessite une communication ouverte, une formation continue et un engagement envers le bien-être global du patient.

Chapitre 17:
INFECTIONS CUTANÉES
ET MALADIES TROPICALES

Reconnaissance
des infections courantes et rares

Reconnaître et traiter efficacement les infections cutanées, qu'elles soient courantes ou rares, est essentiel dans le rôle d'un infirmier en dermatologie. Les infections de la peau peuvent être d'origine bactérienne, virale, fongique ou parasitaire, et leur prise en charge varie selon leur nature et leur gravité.

Infections courantes

- **Impétigo** : Infection bactérienne superficielle souvent causée par le staphylocoque ou le streptocoque, elle se présente sous la forme de plaques rouges suintantes qui évoluent vers des croûtes dorées.
- **Furoncle et anthrax** : Ces infections purulentes profondes sont causées principalement par le staphylocoque doré. Elles se manifestent sous forme d'abcès douloureux.
- **Mycoses cutanées** : Elles sont dues à des champignons. Les zones les plus couramment affectées sont les pieds (pied d'athlète), l'aine (eczéma marginé de Hebra) et le cuir chevelu.
- **Verrues** : Provoquées par le papillomavirus humain (HPV), elles sont contagieuses et peuvent apparaître sur n'importe quelle partie du corps.
- **Herpès** : Cette infection virale est caractérisée par des vésicules douloureuses, principalement sur les lèvres (herpès labial) ou les organes génitaux.

Infections rares

- **Syphilis** : Cette maladie sexuellement transmissible provoquée par la bactérie *Treponema pallidum* peut entraîner des lésions cutanées spécifiques au cours de ses différents stades.
- **Leishmaniose cutanée** : Due à un parasite transmis par la piqûre d'un phlébotome, elle provoque des ulcères cutanés qui cicatrisent lentement.
- **Sporotrichose** : Infection fongique profonde pouvant provoquer des nodules et des ulcérations le long des voies lymphatiques.
- **Pian** : Maladie tropicale causée par la bactérie *Treponema pertenue*, elle se manifeste par des nodules et des ulcères.

Pour chaque infection, l'infirmier en dermatologie doit connaître les signes et symptômes spécifiques, les méthodes de diagnostic appropriées et les traitements recommandés. De plus, il est crucial d'éduquer les patients sur la prévention, en particulier pour les infections contagieuses.

L'infirmier doit également être à jour avec les nouvelles recherches et les avancées thérapeutiques dans le domaine des infections cutanées, car les pathogènes évoluent et de nouvelles souches peuvent émerger, nécessitant des approches de traitement adaptées.

Approche des maladies de la peau liées aux voyages et à la géographie

L'influence des voyages et de la géographie sur la santé de la peau est un sujet à la fois fascinant et essentiel à la pratique infirmière en dermatologie. Avec la mondialisation et l'accroissement du nombre de personnes voyageant d'un continent à l'autre, les maladies de la peau autrefois limitées à des régions spécifiques se retrouvent maintenant dans des régions où elles étaient auparavant inconnues.

L'influence des climats

- **Climats secs et désertiques** : Ces zones peuvent entraîner une déshydratation cutanée, des coups de soleil, des fissures et même des lésions dues au vent et au sable.
- **Climats humides et tropicaux** : Ces régions sont propices aux infections fongiques comme la teigne ou le pied d'athlète, et aux infections parasitaires comme la leishmaniose ou la gale.

Maladies endémiques selon les régions

- **Afrique** : On y trouve des maladies telles que le pian, la trypanosomiase (maladie du sommeil) ou encore différentes formes de leishmaniose.
- **Asie** : Outre certaines infections fongiques et bactériennes spécifiques, on peut citer la lèpre qui, bien que de plus en plus rare, est toujours présente dans certaines régions.
- **Amérique du Sud et centrale** : Certaines régions hébergent des maladies comme la leishmaniose, la maladie de Chagas ou d'autres infections parasitaires.
- **Océanie** : Dans certaines régions du Pacifique, des maladies comme la filariose lymphatique peuvent provoquer des affections cutanées.

Précautions pour les voyageurs

- **Vaccinations** : Avant de voyager, il est essentiel de s'informer sur les vaccins nécessaires pour prévenir certaines maladies cutanées ou systémiques avec manifestations cutanées.
- **Protections contre les insectes** : Dans de nombreuses régions, les moustiques, tiques et autres insectes peuvent transmettre des maladies ayant des manifestations cutanées. L'utilisation de répulsifs et de moustiquaires est recommandée.
- **Conseils sur l'hygiène** : Les voyageurs doivent être informés de l'importance de maintenir une bonne hygiène, de laver régulièrement les vêtements et de

se protéger de l'exposition directe à l'eau douce dans certaines régions à risque de schistosomiase, par exemple.

La formation continue et la mise à jour des connaissances sur les maladies de la peau liées aux voyages sont essentielles pour l'infirmier en dermatologie. Non seulement cela lui permet de poser un diagnostic correct, mais cela aide aussi à conseiller efficacement les patients avant et après leurs voyages, assurant ainsi une meilleure santé cutanée et une meilleure prévention des maladies.

Prévention et conseils aux voyageurs

Voyager est une expérience enrichissante qui ouvre les horizons et favorise la découverte de nouvelles cultures. Cependant, il est essentiel de prendre certaines précautions pour protéger sa santé, notamment celle de sa peau. Les infirmiers en dermatologie, armés de leur expertise, jouent un rôle crucial dans la sensibilisation et la préparation des voyageurs.

1. La préparation avant le départ
   Consultation médicale : Il est recommandé de consulter un médecin ou un centre de vaccinations plusieurs semaines avant le départ. Certains vaccins nécessitent plusieurs doses espacées ou un certain délai pour être efficaces.
   Trousse de premiers soins : Une trousse adaptée à la destination, comprenant des antiseptiques, des pansements, des crèmes solaires, des répulsifs contre les moustiques et éventuellement des antifongiques ou des antiparasitaires, est essentielle.
2. Protection contre le soleil
   Crème solaire : Optez pour une crème solaire à large spectre, avec un indice de protection élevé, résistante

à l'eau, et renouvelez son application toutes les deux heures et après chaque baignade.

- **Vêtements adaptés** : Des vêtements légers, longs et en fibres naturelles peuvent protéger contre les rayons UV. Les chapeaux à bords larges et les lunettes de soleil sont aussi indispensables.
- **Éviter les heures de pointe** : Le soleil est le plus fort entre 10 h et 16 h. Si possible, restez à l'ombre pendant ces heures.

3. Protection contre les insectes

- **Répulsifs** : Utilisez des répulsifs sur la peau exposée et sur les vêtements. Certains répulsifs peuvent être appliqués directement sur les vêtements pour une protection supplémentaire.
- **Moustiquaires** : Si vous dormez dans une zone où les moustiques sont actifs, une moustiquaire imprégnée d'insecticide est essentielle.

4. Précautions alimentaires et d'hygiène

- **Eau potable** : Buvez de l'eau en bouteille scellée. Évitez les glaçons dans les boissons.
- **Nourriture** : Assurez-vous que la nourriture est bien cuite et consommée chaude. Évitez les fruits et légumes non pelés.
- **Hygiène des mains** : Lavez-vous régulièrement les mains, surtout avant de manger. Utilisez un désinfectant pour les mains à base d'alcool si l'eau et le savon ne sont pas disponibles.

5. Reconnaissance des risques spécifiques à la région

- **Renseignez-vous** : Chaque destination a ses propres risques. Que ce soit les maladies endémiques, les parasites locaux ou les problèmes environnementaux, une bonne connaissance des risques locaux est essentielle.
- **Stay informed**: Regularly check updates on health risks associated with your destination.

Avec ces mesures préventives, les voyageurs peuvent profiter pleinement de leur voyage tout en protégeant leur santé et celle de leur peau. L'infirmier en dermatologie, grâce à ses conseils éclairés, contribue à rendre chaque voyage plus sûr et plus agréable.

Chapitre 18:
LA DERMATOLOGIE
DANS DES CONTEXTES SPÉCIFIQUES

Dermatologie en milieu hospitalier versus cabinet privé

La dermatologie, comme de nombreuses autres spécialités médicales, peut être pratiquée dans divers environnements. Alors que certains dermatologues choisissent de travailler dans des hôpitaux ou des centres médicaux, d'autres préfèrent la nature indépendante d'un cabinet privé. Chacun de ces milieux offre des avantages et des inconvénients uniques qui peuvent influencer la manière dont un dermatologue exerce sa profession et prend soin de ses patients.

1. Environnement de travail

Hôpital : En milieu hospitalier, le dermatologue travaille généralement en collaboration étroite avec d'autres spécialistes. L'accès à un équipement de pointe est souvent plus facile, et les cas rencontrés peuvent être plus diversifiés, notamment en raison des urgences ou des patients hospitalisés avec des comorbidités.

Cabinet privé : Dans un cabinet privé, le dermatologue est généralement le principal décisionnaire. Il peut modeler son environnement de travail selon ses préférences, choisir son personnel et décider des équipements à acquérir. La relation patient-praticien peut également être plus personnelle.

2. Types de cas traités

   Hôpital : Les cas sont souvent plus complexes, et le dermatologue peut être sollicité pour des consultations d'urgence, des pathologies associées à d'autres conditions médicales, ou des interventions chirurgicales nécessitant une hospitalisation.

   Cabinet privé : Si le dermatologue privé peut également traiter des cas complexes, il est probable qu'il voie davantage de patients pour des contrôles réguliers, des consultations cosmétiques, ou des affections cutanées courantes.

3. Autonomie professionnelle

   Hôpital : Bien que le dermatologue prenne des décisions médicales indépendantes, il doit souvent se conformer aux procédures et aux protocoles de l'hôpital, collaborer avec d'autres services et s'adapter à l'infrastructure hospitalière.

   Cabinet privé : Le dermatologue en cabinet privé jouit d'une grande autonomie dans la gestion de sa pratique, la sélection de son personnel, et l'établissement de ses propres protocoles.

4. Aspects financiers

   Hôpital : Dans un contexte hospitalier, le salaire est souvent fixe ou basé sur un contrat, offrant une certaine sécurité financière.

   Cabinet privé : Si le potentiel de revenus peut être plus élevé en cabinet privé, il est aussi associé à davantage de responsabilités, notamment en matière de gestion, de loyers, d'achat d'équipements, ou d'assurance.

5. Formation continue et recherche

   Hôpital : Les hôpitaux, surtout ceux affiliés à des institutions universitaires, offrent souvent plus d'opportunités en matière de recherche, d'enseignement et de formation continue.

   Cabinet privé : Bien que la formation continue soit toujours une priorité, les dermatologues en cabinet privé doivent souvent prendre l'initiative de poursuivre leurs formations et d'y participer activement.

Le choix entre un milieu hospitalier et un cabinet privé dépend des aspirations professionnelles, des préférences personnelles et des circonstances de chaque dermatologue. Chaque environnement a ses propres défis et récompenses, mais tous deux permettent au praticien de fournir des soins essentiels à ceux qui en ont besoin.

La dermatologie en milieu rural vs urbain

La dermatologie est une spécialité essentielle pour la santé de la peau, des cheveux et des ongles. Mais selon l'environnement dans lequel elle est pratiquée, que ce soit en zone rurale ou urbaine, les défis et les opportunités peuvent varier considérablement. Plongeons dans ces deux univers et explorons les nuances de chaque environnement.

1. Accès aux soins et densité des services
   - **Milieu rural** : Dans les régions rurales, l'accès à des spécialistes, dont les dermatologues, peut être limité. Un seul dermatologue pourrait desservir une grande zone géographique, ce qui peut rendre les rendez-vous moins accessibles pour les patients éloignés. Cela pourrait entraîner des délais d'attente plus longs ou des déplacements importants pour les patients.
   - **Milieu urbain** : Les zones urbaines, dotées d'une plus grande densité de population, ont tendance à avoir plusieurs dermatologues, parfois même dans un même quartier. Cela peut faciliter l'accès aux soins pour les patients.
2. Spécialisation et diversité des cas
   - **Milieu rural** : Étant donné la potentialité d'être l'un des rares dermatologues dans la région, le

professionnel peut être amené à traiter un large éventail de cas, allant des affections courantes aux cas plus rares.

- **Milieu urbain** : Avec une plus grande concentration de spécialistes, il est possible de voir davantage de sous-spécialisations (comme la dermatologie pédiatrique ou cosmétique) et des cliniques dédiées à certaines affections.

3. Collaboration et ressources

- **Milieu rural** : La collaboration directe avec d'autres spécialistes peut être limitée en raison de la distance, bien que la télémédecine puisse faciliter ces interactions. Les ressources et équipements de pointe peuvent aussi être moins accessibles.

- **Milieu urbain** : La proximité des hôpitaux, des centres de recherche, et d'autres spécialistes facilite une collaboration directe et un accès rapide aux nouvelles technologies et traitements.

4. Connaissance des patients et approche communautaire

- **Milieu rural** : Travailler en zone rurale peut offrir un lien plus étroit avec les patients. Le dermatologue peut connaître ses patients et leurs familles sur plusieurs générations, offrant une approche plus holistique.

- **Milieu urbain** : Si le volume de patients est plus élevé, la relation peut devenir plus clinique, bien qu'il soit toujours possible de bâtir des liens solides.

5. Enjeux financiers et de carrière

- **Milieu rural** : Bien qu'il puisse y avoir moins de concurrence, le revenu pourrait être modéré par le volume de patients. Cependant, certaines initiatives gouvernementales encouragent parfois les spécialistes à pratiquer en zone rurale par des incitatifs financiers.

- **Milieu urbain** : Si le potentiel de revenu peut être élevé en raison du volume de patients, la concurrence est également plus forte.

Que ce soit en milieu rural ou urbain, le rôle du dermatologue est vital. Chaque environnement présente ses propres défis et opportunités. Le choix dépend des aspirations, des valeurs et des priorités personnelles du professionnel.

Soins dermatologiques dans des contextes d'urgence ou de catastrophes

Dans les moments critiques, où l'urgence et la catastrophe règnent, la dermatologie n'est peut-être pas le premier domaine médical qui vient à l'esprit. Toutefois, la santé de la peau est un aspect essentiel du bien-être général, notamment dans des situations de crise où les conditions extérieures peuvent avoir des conséquences directes et graves sur l'épiderme.

1. Reconnaissance des urgences cutanées:
En période de catastrophe, les professionnels doivent être capables de distinguer rapidement les affections cutanées bénignes des urgences dermatologiques qui nécessitent une intervention immédiate. Des conditions telles que la fasciite nécrosante, une infection rapide et mortelle, doivent être traitées sans délai.

2. Brûlures et traumatismes:
Les catastrophes, qu'il s'agisse d'incendies, d'explosions ou de conflits armés, peuvent entraîner des brûlures graves. La prise en charge initiale, l'évaluation de la gravité, la décontamination et le traitement des brûlures sont cruciaux pour prévenir les complications.

3. Affections liées à l'exposition:
Dans le contexte de catastrophes naturelles telles que les inondations, les ouragans ou les séismes, les individus peuvent être exposés à des eaux stagnantes, à des débris ou à d'autres conditions propices aux infections cutanées.

Les infections bactériennes, fongiques ou parasitaires peuvent survenir.

4. Eruptions liées au stress et traumatismes psychologiques:

Les événements traumatisants peuvent déclencher ou aggraver certaines affections cutanées, telles que le psoriasis ou l'eczéma. La prise en compte de l'aspect psychologique est essentielle pour une prise en charge complète.

5. Conditions d'hygiène et propagation:

Dans les situations d'urgence, en particulier dans les camps de réfugiés ou les zones sinistrées, l'hygiène peut être compromise, facilitant la propagation de maladies cutanées contagieuses telles que la gale ou les infections fongiques.

6. Exposition aux agents chimiques ou biologiques:

En cas d'attaque chimique ou de déversement accidentel de substances dangereuses, la peau est souvent le premier organe touché. La décontamination rapide et la prise en charge des lésions cutanées sont primordiales.

7. Approvisionnement et logistique:

Dans les zones de crise, l'accès à des médicaments et équipements essentiels peut être limité. La préparation à de telles situations nécessite une logistique solide pour garantir l'approvisionnement en ressources nécessaires, comme des crèmes antibiotiques, des antiseptiques et des pansements.

8. Formation et préparation:

La formation des professionnels de la santé aux soins dermatologiques d'urgence est essentielle. Des simulations et des exercices réguliers peuvent aider à préparer les équipes à agir rapidement et efficacement lors d'une catastrophe.

Même si la dermatologie n'est pas toujours au premier plan lors d'une urgence ou d'une catastrophe, la santé de la peau demeure essentielle. La préparation, la reconnaissance rapide des affections et une intervention appropriée peuvent sauver des vies et prévenir des complications à long terme. Dans ces moments, le rôle du dermatologue, en collaboration avec d'autres spécialistes, est inestimable.

Chapitre 19:
ASPECTS LÉGAUX EN DERMATOLOGIE

Consentement éclairé
et procédures invasives

Le consentement éclairé est un pilier fondamental de la médecine moderne, basé sur le respect de l'autonomie et de la dignité du patient. Lorsqu'il s'agit de procédures invasives, en particulier en dermatologie, ce consentement prend une importance capitale en garantissant que le patient est pleinement conscient des risques, des bénéfices et des alternatives disponibles.

1. La philosophie du consentement éclairé :
Le concept repose sur l'idée que chaque individu a le droit inaliénable de décider ce qui est fait à son corps. Le rôle du professionnel de santé est d'éduquer, d'informer et de guider, mais jamais de contraindre.

2. Les éléments essentiels du consentement :
- **Information :** Avant toute procédure, le patient doit être informé des détails pertinents, y compris de la nature de l'intervention, des risques associés, des bénéfices attendus et des alternatives possibles.
- **Compréhension :** Il ne suffit pas de fournir des informations; le professionnel doit s'assurer que le patient comprend pleinement les implications.
- **Volonté :** Le consentement doit être donné librement, sans pression externe ou interne.

3. Les procédures invasives courantes en dermatologie :
Ces procédures peuvent aller de simples biopsies cutanées à des interventions chirurgicales plus complexes,

comme l'excision de mélanomes ou la chirurgie reconstructrice.

4. Les risques spécifiques :

Chaque procédure a ses propres risques. Par exemple, une biopsie peut entraîner des saignements, des infections ou des cicatrices, tandis que des interventions plus lourdes peuvent avoir des complications anesthésiques ou des temps de récupération prolongés.

5. Les bénéfices attendus :

Outre le diagnostic ou le traitement de la maladie, il peut y avoir des bénéfices psychologiques, tels que le soulagement de l'anxiété associée à une lésion suspecte.

6. Les alternatives :

Pour certaines conditions, d'autres options thérapeutiques peuvent être disponibles, qu'elles soient d'autres types de chirurgies, des thérapies médicamenteuses ou la surveillance.

7. La documentation :

Un consentement éclairé correctement obtenu doit être documenté, souvent sous la forme d'un formulaire signé. Ce document protège à la fois le patient et le professionnel de santé.

8. Les situations particulières :

Il peut y avoir des moments où le patient est incapable de donner son consentement, comme en cas d'urgence médicale, d'incapacité mentale ou lorsque le patient est mineur. Dans ces situations, le professionnel de santé devra naviguer délicatement, en cherchant le consentement de tuteurs légaux ou en agissant dans le meilleur intérêt du patient.

La relation entre le professionnel de santé et le patient est basée sur la confiance. Le processus de consentement éclairé renforce cette confiance, garantissant que le patient est un partenaire actif et éclairé dans les décisions concernant sa santé. En dermatologie, comme dans toutes les branches de la médecine, respecter l'autonomie du patient en obtenant un consentement éclairé est à la fois une obligation éthique et légale.

Gérer les complications et les erreurs médicales

Les complications et les erreurs médicales, bien qu'inévitables, sont des aspects délicats et difficiles de la pratique médicale. En dermatologie, comme dans d'autres spécialités, il est crucial de les gérer avec sensibilité, honnêteté et professionnalisme.

1. Reconnaître les complications et les erreurs :
Le premier pas pour gérer adéquatement les problèmes est de les reconnaître. Cela peut signifier la surveillance des symptômes post-opératoires, la réévaluation des résultats de biopsie, ou l'admission d'une erreur dans la prescription d'un médicament.

2. Informer immédiatement le patient :
L'honnêteté est essentielle. Si une complication est survenue ou qu'une erreur a été commise, il est du devoir du professionnel de santé d'en informer le patient de manière transparente et compréhensible.

3. Écouter et empathie :
Il est fondamental de fournir un espace où le patient peut exprimer ses inquiétudes, ses frustrations ou ses peurs. L'empathie, l'écoute active et le soutien sont cruciaux pour rétablir la confiance.

4. Trouver une solution :
Lorsqu'une erreur se produit, le professionnel de santé doit immédiatement chercher des moyens de la corriger, que cela signifie un traitement supplémentaire, une référence à un spécialiste, ou une autre intervention.

5. Éviter la défensive :
Il est naturel de vouloir se protéger ou de rationaliser les erreurs. Cependant, il est essentiel de rester ouvert, honnête et de privilégier le bien-être du patient.

6. Analyse et prévention :
Après la gestion immédiate de la complication ou de l'erreur, il est crucial d'analyser ce qui s'est passé. Cela peut inclure une revue de cas avec des collègues, une mise à jour des protocoles ou une formation supplémentaire. L'objectif est d'éviter que de tels incidents ne se reproduisent.

7. Aspects légaux :
Les erreurs médicales peuvent avoir des implications légales. Il est essentiel d'être bien informé sur les droits et responsabilités, et de consulter au besoin avec des conseillers juridiques. Une documentation précise et transparente est cruciale.

8. Soutien pour le professionnel de santé :
Les erreurs médicales peuvent avoir un impact émotionnel sur les professionnels de santé eux-mêmes. Chercher un soutien, que ce soit par le biais de collègues, de mentors ou de thérapie professionnelle, peut être essentiel pour gérer le stress et la culpabilité associés.

Les complications et erreurs médicales, bien que regrettables, offrent des opportunités d'apprentissage et d'amélioration. En gérant ces incidents avec honnêteté, intégrité et empathie, les professionnels de santé peuvent non seulement atténuer les conséquences pour le patient, mais aussi renforcer la confiance et la compréhension entre le patient et le soignant. La clé est de toujours mettre les besoins et le bien-être du patient au premier plan.

Droits des patients
et responsabilités professionnelles

Dans le domaine médical, les droits des patients et les responsabilités professionnelles sont deux faces d'une même pièce, s'entrelaçant étroitement pour assurer des soins de qualité, éthiques et respectueux. Voici une exploration fluide de cette interaction essentielle, tout particulièrement en dermatologie.

Les droits fondamentaux des patients :

Droit à l'information : Chaque patient a le droit d'être informé de manière claire et compréhensible sur son état de santé, les traitements proposés, leurs avantages et risques, et les alternatives possibles.

Consentement éclairé : Avant toute intervention ou traitement, le patient doit donner son consentement après avoir été correctement informé.

Droit à la confidentialité : Les informations médicales d'un patient sont privées. Elles ne doivent être partagées qu'avec les professionnels de santé impliqués dans ses soins, sauf consentement explicite ou obligation légale.

Droit au respect et à la dignité : Chaque patient doit être traité avec respect, quelles que soient sa race, sa religion, son origine, sa situation socio-économique ou ses conditions médicales.

Droit d'accès à ses dossiers médicaux : Un patient peut demander à consulter ou à obtenir une copie de son dossier médical.

Droit de refuser un traitement : Même après avoir été informé des conséquences, un patient peut refuser un traitement ou une intervention.

Responsabilités professionnelles :

Devoir d'information : Le professionnel de santé a la responsabilité d'informer le patient de manière exhaustive, claire et impartiale.

- **Respecter le consentement éclairé** : Les professionnels de santé doivent s'assurer que le patient a bien compris les informations fournies et qu'il a donné son accord en connaissance de cause.
- **Compétence et mise à jour des connaissances** : Les soignants doivent garantir une formation continue, afin d'offrir les meilleurs soins possibles basés sur les dernières avancées médicales.
- **Communication efficace** : Une communication claire avec le patient, mais aussi avec les autres membres de l'équipe soignante, est essentielle pour garantir des soins coordonnés et efficaces.
- **Respect de la confidentialité** : Les professionnels de santé doivent prendre toutes les précautions nécessaires pour protéger les informations médicales de leurs patients.
- **Éthique et intégrité** : Les décisions et actions des professionnels de santé doivent toujours être guidées par l'éthique médicale, privilégiant toujours le bien-être du patient.

L'équilibre entre les droits des patients et les responsabilités professionnelles est fondamental pour garantir des soins dermatologiques de qualité. Les patients, en étant informés et respectés, deviennent des acteurs actifs de leur propre santé, tandis que les professionnels, en respectant leurs responsabilités, assurent des soins basés sur la confiance, le respect et l'excellence.

Chapitre 20:
DERMATOLOGIE
ET POPULATIONS VULNÉRABLES

Soins dermatologiques
pour les personnes âgées

À mesure que nous avançons en âge, la peau subit des changements qui nécessitent une attention et des soins spécifiques. Les effets du temps, combinés à des années d'exposition aux éléments, peuvent entraîner une variété de préoccupations dermatologiques chez les personnes âgées. Cette section explore en profondeur la prise en charge dermatologique adaptée à cette tranche d'âge, mettant en lumière ses spécificités.

1. Modifications cutanées liées à l'âge :

- **Élasticité réduite** : Avec le temps, la peau perd de son élasticité, ce qui conduit à la formation de rides et de relâchements.
- **Sécheresse accrue** : La production de sébum diminue avec l'âge, rendant la peau plus sèche et plus sujette à la desquamation et aux démangeaisons.
- **Modification de la pigmentation** : Les années d'exposition au soleil peuvent entraîner des taches brunes (lentigos solaires) ou des zones dépigmentées.
- **Sensibilité accrue** : La peau fine et sèche est plus susceptible de se blesser, prenant également plus de temps pour guérir.

2. Affections cutanées courantes chez les personnes âgées :

- **Kératoses séborrhéiques et actiniques** : Ces lésions bénignes peuvent être rugueuses au toucher et varier en couleur du rose au brun.
- **Carcinomes** : Les années d'exposition au soleil augmentent le risque de carcinomes basocellulaires et spinocellulaires.
- **Varicosités** : Ces petites veines dilatées sont communes sur les jambes.
- **Atrophie** : Amincissement de la peau, la rendant translucide et fragile.

3. Principes des soins pour la peau mature :

- **Hydratation** : L'utilisation quotidienne de crèmes et lotions hydratantes aide à maintenir la barrière cutanée.
- **Protection solaire** : Même à un âge avancé, il est essentiel de protéger la peau des effets nocifs des rayons UV.
- **Traitements topiques** : Certains médicaments peuvent aider à traiter les affections cutanées spécifiques liées à l'âge.
- **Contrôles réguliers** : Des visites régulières chez le dermatologue sont essentielles pour surveiller et traiter toute anomalie cutanée.

4. Enjeux psychologiques :

Les modifications cutanées peuvent avoir un impact sur l'estime de soi et l'image corporelle. Il est donc crucial d'aborder ces préoccupations et d'offrir un soutien adapté.

5. Collaboration interprofessionnelle :

La prise en charge des personnes âgées nécessite souvent une collaboration entre dermatologues, médecins généralistes, gériatres et autres spécialistes pour assurer une approche globale.

La dermatologie gériatrique exige une approche attentive et personnalisée, tenant compte des défis uniques auxquels sont confrontées les personnes âgées. En alliant science médicale, compassion et écoute, il est possible d'offrir aux personnes âgées les soins cutanés dont elles ont besoin tout en respectant leur dignité et leur bien-être global.

Dermatologie
et patients immunodéprimés

La prise en charge des patients immunodéprimés en dermatologie est complexe et nécessite une compréhension approfondie des défis spécifiques associés à cette population. Ces patients, en raison de leur système immunitaire affaibli, sont plus susceptibles de développer des affections cutanées qui peuvent être atypiques, sévères ou résistantes aux traitements standards.

1. Contexte de l'immunodépression :

Définition et types : L'immunodépression est une diminution de la capacité du système immunitaire à combattre les infections et d'autres maladies. Elle peut être due à des maladies (comme le VIH), à des médicaments (immunosuppresseurs, chimiothérapie) ou à d'autres causes (transplantation d'organes, par exemple).

2. Affections cutanées courantes chez les patients immunodéprimés :

Infections opportunistes : En raison de leur système immunitaire affaibli, ces patients sont plus susceptibles de contracter des infections cutanées causées par des bactéries, des virus, des champignons ou des parasites.

Tumeurs cutanées : Certains cancers de la peau sont plus fréquents et peuvent être plus agressifs chez les patients immunodéprimés.

Manifestations cutanées de maladies systémiques : Des maladies comme le VIH peuvent présenter des signes dermatologiques spécifiques.

3. Diagnostic et surveillance :

Examen clinique : Il est essentiel d'effectuer des examens cutanés réguliers pour identifier et traiter rapidement toute anomalie.

Tests diagnostiques : Biopsies, cultures et autres tests peuvent être nécessaires pour diagnostiquer les affections cutanées chez ces patients.

4. Prise en charge thérapeutique :

Traitements topiques : Les médicaments appliqués directement sur la peau, tels que les antifongiques ou les antiviraux, peuvent être efficaces.

Thérapies systémiques : Dans certains cas, une intervention médicale orale ou injectable peut être nécessaire.

Précautions particulières : En raison de leur état immunodéprimé, certains médicaments peuvent présenter des effets secondaires augmentés pour ces patients.

5. Importance de la prévention :

Éviter les facteurs déclenchants : Il est crucial pour les patients immunodéprimés d'éviter des situations qui pourraient aggraver leur état, comme une exposition excessive au soleil ou un contact avec des personnes malades.

Vaccinations : Bien que certaines vaccinations puissent être contre-indiquées pour certains patients immunodéprimés, d'autres sont essentielles pour prévenir des maladies graves.

6. Collaboration interprofessionnelle :

La gestion des patients immunodéprimés nécessite souvent une collaboration étroite entre dermatologues, infectiologues, oncologues et autres spécialistes pour garantir une prise en charge globale.

Les patients immunodéprimés présentent des défis uniques en dermatologie, nécessitant une vigilance et une expertise spécifiques. Une approche holistique, centrée sur le patient, combinée à une collaboration interdisciplinaire, peut contribuer à améliorer la qualité de vie de ces patients tout en gérant efficacement leurs affections cutanées.

Les soins cutanés pour les patients en fin de vie

Lorsqu'une personne se trouve en phase terminale de sa maladie, la qualité des soins qu'elle reçoit devient d'autant plus cruciale. Les soins cutanés pour les patients en fin de vie ne sont pas seulement une question d'esthétique ou de confort, mais ils jouent un rôle majeur dans le respect et la dignité du patient.

1. Comprendre les enjeux:

Changements physiologiques : En fin de vie, la peau peut devenir plus fine, plus sèche et moins élastique. Elle est également plus susceptible de se blesser ou de développer des infections.

Symptômes associés : La déshydratation, la réduction de la mobilité, la médication, et d'autres facteurs peuvent contribuer à des problèmes cutanés.

2. Escarres et lésions de pression:

Prévention : La rotation régulière du patient, l'utilisation de coussins spéciaux et une bonne hygiène sont cruciales.

Traitement : La prise en charge des escarres nécessite une évaluation régulière, un nettoyage approprié, et parfois des traitements topiques.

3. Soins de la peau sèche et délicate:

Hydratation : Appliquer régulièrement des crèmes et des onguents peut aider à maintenir l'intégrité de la peau.

- **Bains doux** : Les bains tièdes avec des produits doux peuvent aider à nettoyer sans irriter.

4. Gestion des infections cutanées:
  - **Reconnaissance précoce** : La détection précoce des signes d'infection permet une intervention rapide.
  - **Traitement approprié** : Cela peut inclure des antibiotiques topiques ou oraux.

5. Confort et soulagement de la douleur:
  - **Gels et crèmes apaisantes** : Certains produits peuvent offrir un soulagement temporaire des démangeaisons ou des douleurs.
  - **Médications** : Des analgésiques peuvent être nécessaires pour traiter la douleur liée à des affections cutanées sévères.

6. Soins psychosociaux:
  - **Dignité et respect** : Maintenir la propreté et l'intégrité de la peau du patient contribue à préserver sa dignité.
  - **Communication** : Discuter ouvertement avec le patient et sa famille des besoins et des préoccupations cutanées.

7. Collaboration avec l'équipe soignante:
  - **Coordination des soins** : Travailler en étroite collaboration avec les médecins, infirmiers, aides-soignants et autres spécialistes pour garantir une prise en charge complète.
  - **Éducation** : Former le personnel soignant aux meilleures pratiques en matière de soins cutanés pour les patients en fin de vie.

Les soins cutanés pour les patients en fin de vie sont un aspect essentiel des soins palliatifs. Ils requièrent une attention minutieuse, une expertise clinique, et une approche empreinte de compassion. En mettant l'accent sur le confort, la dignité et le bien-être du patient, les professionnels de santé peuvent offrir un soutien inestimable pendant cette période délicate.

Chapitre 21:
GESTION DE LA DOULEUR
ET DES SYMPTÔMES

Aborder la douleur chronique
liée aux affections cutanées

La douleur cutanée, souvent perçue comme un symptôme mineur par rapport à d'autres formes de douleur chronique, est pourtant une réalité bien présente et parfois débilitante pour les patients souffrant d'affections cutanées. Elle interagit de manière complexe avec la physiologie, la psychologie et le bien-être général du patient.

1. La réalité de la douleur cutanée:
   - **Nature multidimensionnelle** : La douleur cutanée peut être aiguë, chronique, lancinante, brûlante ou démangeante. Elle varie en intensité et peut être continue ou intermittente.
   - **Origines diverses** : Elle peut résulter d'inflammations, d'infections, de lésions nerveuses ou de troubles vasculaires.
2. Impact sur la qualité de vie:
   - **Perturbations du sommeil** : La douleur ou les démangeaisons peuvent perturber le cycle de sommeil, conduisant à la fatigue et à des troubles de l'humeur.
   - **Difficultés quotidiennes** : Des activités simples comme se doucher, s'habiller ou même s'asseoir peuvent devenir douloureuses.
   - **Effets psychologiques** : La douleur chronique peut conduire à l'anxiété, la dépression et l'isolement social.

3. Évaluation de la douleur:
- **Échelles de douleur** : Utiliser des outils standardisés pour quantifier la douleur et sa progression.
- **Journal de la douleur** : Encourager les patients à tenir un journal détaillant la nature, l'intensité et la durée de la douleur.

4. Approches thérapeutiques:
- **Traitements topiques** : Crèmes, pommades et gels analgésiques ou anti-inflammatoires.
- **Médicaments oraux** : Antalgiques, anti-inflammatoires, antihistaminiques ou même anticonvulsivants pour les douleurs neuropathiques.
- **Thérapies alternatives** : Acupuncture, thérapie par le froid/la chaleur ou la lumière.

5. Soutien psychologique:
- **Thérapie cognitivo-comportementale (TCC)** : Aider le patient à gérer la douleur et les émotions associées.
- **Groupe de soutien** : Partager et échanger avec d'autres patients qui vivent des expériences similaires.

6. Education et prévention:
- **Éviter les déclencheurs** : Identifier et éviter les facteurs aggravants, qu'ils soient environnementaux, chimiques ou autres.
- **Soins de la peau** : Une routine de soins adaptée pour protéger la peau et prévenir l'aggravation de la douleur.

7. Collaboration interprofessionnelle:
- **Équipe multidisciplinaire** : Dermatologues, infirmiers, neurologues, psychologues et autres spécialistes peuvent collaborer pour une prise en charge holistique de la douleur.

Aborder la douleur chronique liée aux affections cutanées nécessite une approche multidimensionnelle et personnalisée. En plaçant le patient au cœur de la prise en charge et en intégrant des solutions médicales, psychologiques et éducatives, il est possible de mieux gérer cette douleur et d'améliorer significativement la qualité de vie des patients.

Soins palliatifs en dermatologie

Lorsque l'on évoque les soins palliatifs, on pense souvent à des pathologies graves comme le cancer, la maladie cardiaque ou la démence. Cependant, les soins palliatifs en dermatologie sont tout aussi cruciaux, bien qu'ils soient moins reconnus. Ces soins se concentrent sur l'atténuation des symptômes et l'amélioration de la qualité de vie des patients atteints de maladies dermatologiques avancées ou incurables.

1. Nécessité des soins palliatifs en dermatologie :
   Complexité des symptômes : Les affections dermatologiques, bien qu'elles puissent paraître superficielles, peuvent entraîner des douleurs intenses, des démangeaisons, des infections et des complications psychologiques.
   Impact sur la qualité de vie : Les manifestations cutanées peuvent altérer profondément l'estime de soi, l'interaction sociale et la capacité fonctionnelle quotidienne des patients.
2. Symptômes courants et leur prise en charge :
   Douleur : Utilisation d'analgésiques topiques, d'anti-inflammatoires ou d'autres médicaments pour la douleur neuropathique.
   Prurit : Hydratation cutanée, antihistaminiques, photophérapie ou traitements systémiques peuvent être utilisés.
   Altération de l'intégrité de la peau : Pansements, crèmes antibactériennes, et soins des plaies.

3. Approche psychosociale :

- **Soutien psychologique** : Thérapie, counseling et groupes de soutien pour aider les patients à gérer l'impact émotionnel des maladies cutanées.
- **Communication** : Fournir des informations claires et honnêtes sur la maladie et le pronostic, tout en écoutant et répondant aux préoccupations des patients.

4. Collaboration avec d'autres spécialités :

- **Equipe multidisciplinaire** : Les dermatologues, infirmiers, psychologues, travailleurs sociaux et autres professionnels de santé travaillent ensemble pour répondre aux besoins complexes des patients.

5. Aspects spirituels et culturels :

- **Respect des croyances** : Comprendre et respecter les croyances spirituelles et culturelles des patients pour offrir des soins centrés sur le patient.
- **Rituels et coutumes** : Faciliter la pratique des rituels et coutumes qui peuvent aider le patient à trouver du réconfort et du sens.

6. Décision en fin de vie :

- **Discussions anticipées** : Conversations sur les souhaits et les préférences du patient pour la fin de vie, y compris les directives anticipées et les décisions concernant la réanimation.
- **Gestion des symptômes** : Assurer le confort du patient, atténuer la douleur et les autres symptômes dérangeants.

Les soins palliatifs en dermatologie sont une facette essentielle des soins centrés sur le patient. Ils nécessitent une approche holistique qui tient compte non seulement des symptômes physiques, mais aussi des besoins émotionnels, sociaux et spirituels des patients. En reconnaissant et en répondant à ces besoins, les professionnels de santé peuvent offrir des soins de qualité, empreints de compassion et de dignité, à ceux qui font face à des maladies dermatologiques avancées ou incurables.

Stratégies non pharmacologiques pour la gestion de la douleur et du prurit

La douleur et le prurit, ou démangeaisons, sont deux symptômes fréquemment associés à une variété de conditions dermatologiques. Bien que les interventions pharmacologiques soient souvent privilégiées, les méthodes non pharmacologiques peuvent jouer un rôle crucial en complément des traitements médicamenteux, ou pour ceux qui cherchent des alternatives moins invasives. Ces approches peuvent non seulement soulager ces symptômes, mais aussi améliorer la qualité de vie globale des patients.

1. Mesures comportementales :
   - **Thérapie cognitive-comportementale (TCC)** : La TCC aide à identifier et à changer les pensées et les comportements négatifs associés à la douleur et au prurit, enseignant aux patients des stratégies pour gérer leurs symptômes.
   - **Biofeedback** : Cette méthode enseigne aux patients à contrôler certaines fonctions corporelles pour aider à réduire la douleur ou les démangeaisons.
2. Techniques de relaxation :
   - **Respiration profonde** : Inspirer profondément, puis expirer lentement, peut aider à détendre le corps et à détourner l'attention de la douleur.
   - **Visualisation guidée** : Imaginer un endroit ou une scène paisible peut avoir un effet calmant.
   - **Méditation et pleine conscience** : La focalisation de l'attention sur le moment présent peut aider à réduire le stress et à minimiser la perception de la douleur.

3. Intervention physique :
- **Thermothérapie** : L'utilisation de chaleur, comme les compresses chaudes, peut apaiser certaines douleurs cutanées.
- **Cryothérapie** : Dans certains cas, le froid, comme les compresses froides, peut être bénéfique.
- **Massage** : Le massage peut améliorer la circulation, réduire le stress et soulager la tension musculaire, ce qui peut contribuer à réduire la douleur.

4. Stimulations électriques :
- **Neurostimulation électrique transcutanée (TENS)** : Cette méthode utilise de petits courants électriques pour stimuler les nerfs et réduire la douleur.

5. Approches complémentaires :
- **Acupuncture** : Cette ancienne technique chinoise, qui implique l'insertion de fines aiguilles dans la peau à des points spécifiques, peut être efficace pour traiter la douleur et les démangeaisons.
- **Aromathérapie** : Certaines huiles essentielles peuvent avoir des propriétés apaisantes ou anti-inflammatoires.
- **Thérapies à base de plantes** : Des remèdes à base de plantes, comme l'aloès ou la camomille, peuvent apaiser la peau irritée.

6. Modifications du mode de vie :
- **Bains d'avoine** : L'avoine colloïdale a des propriétés apaisantes qui peuvent aider à réduire les démangeaisons.
- **Hydratation de la peau** : Utiliser des émollients ou des hydratants régulièrement pour maintenir la peau hydratée et protégée.
- **Éviter les déclencheurs** : Identifier et éviter les substances ou conditions qui exacerbent la douleur ou les démangeaisons, comme certains tissus, détergents, ou allergènes.

Les méthodes non pharmacologiques pour gérer la douleur et le prurit peuvent offrir un soulagement important sans les effets secondaires potentiels des médicaments. Bien qu'il soit essentiel de consulter un professionnel de la santé pour toute préoccupation ou symptôme persistant, intégrer ces approches peut améliorer considérablement le bien-être des patients.

Chapitre 22:
ASPECTS PSYCHODERMATOLOGIQUES

L'interface entre psychologie
et dermatologie

L'interface entre la psychologie et la dermatologie est une fascinante intersection de l'esprit et du corps, illustrant à quel point notre peau et notre psyché sont inextricablement liées. La peau, en tant qu'organe le plus extérieur, est souvent le théâtre de manifestations visibles de troubles internes, tant physiques que psychologiques. Elle reflète non seulement notre état de santé, mais aussi nos émotions, nos stress et nos inquiétudes.

En examinant cette relation, il est évident que de nombreuses affections dermatologiques ont une composante psychologique significative. Par exemple, des conditions comme le psoriasis ou l'eczéma peuvent être exacerbées par le stress ou l'anxiété. Inversement, vivre avec une affection cutanée visible peut conduire à des sentiments d'anxiété, de honte ou de dépression, créant ainsi un cycle vicieux de détresse psychologique et de symptômes dermatologiques. La rosacée, par exemple, peut être aggravée par l'embarras et le stress, mais elle peut également être la cause de ces émotions en raison de l'apparence altérée de la peau.

La trichotillomanie, un trouble où les individus sont poussés à se tirer les cheveux ou à se pincer la peau, montre également comment la psychologie et la dermatologie peuvent être étroitement liées. Ici, un comportement psychologique conduit directement à un traumatisme dermatologique.

Mais cette intersection ne se limite pas aux maladies. La façon dont nous percevons notre peau et notre apparence peut avoir un impact profond sur notre estime de soi et notre image corporelle. Dans une société de plus en plus visuelle, les imperfections perçues, qu'il s'agisse de rides, de cicatrices ou d'autres marques, peuvent influencer profondément la façon dont nous nous voyons et comment nous pensons que les autres nous perçoivent.

Reconnaître cette étroite relation entre le mental et la peau a conduit à l'émergence de la "psychodermatologie", une sous-discipline qui se concentre sur l'intersection de la dermatologie et de la psychologie. Les psychodermatologues aident à traiter les affections cutanées exacerbées par le stress ou les émotions, tout en aidant également les patients à gérer la détresse psychologique associée à leurs affections cutanées.

Cette interface entre psychologie et dermatologie renforce l'idée que pour vraiment soigner, il faut adopter une approche holistique. La peau n'est pas seulement un miroir de notre état physique, mais aussi un reflet de notre monde intérieur. Et pour beaucoup, la route vers une peau saine peut commencer par une compréhension et une gestion saines de l'esprit.

Gestion des affections comme le prurit psychogène, la trichotillomanie

La gestion des affections à l'intersection de la dermatologie et de la psychologie, telles que le prurit psychogène et la trichotillomanie, nécessite une approche multidimensionnelle, associant soins dermatologiques et soutien psychologique.

Prurit psychogène

Le prurit psychogène est une démangeaison chronique sans cause dermatologique apparente, souvent liée à des facteurs psychologiques tels que le stress, l'anxiété ou les troubles de l'humeur.

Approche diagnostique :

- Exclusion d'autres causes de démangeaisons par des tests dermatologiques et laboratoires.
- Évaluation psychiatrique pour identifier les déclencheurs émotionnels ou les comorbidités.

Traitement :

- **Soins dermatologiques :** On peut recommander des émollients pour réduire la sécheresse cutanée et des antihistaminiques pour gérer les démangeaisons.
- **Thérapies psychologiques :** Une thérapie cognitivo-comportementale peut aider le patient à identifier et à gérer les déclencheurs de démangeaisons. La méditation et les techniques de relaxation peuvent également être utiles.
- **Médication :** Des antidépresseurs ou des anxiolytiques peuvent être prescrits si le prurit est associé à une dépression ou à une anxiété.

Trichotillomanie

La trichotillomanie, également connue sous le nom de trouble de l'arrachage des cheveux, est un trouble compulsif où les individus se tirent les cheveux de manière répétée, entraînant des alopécies visibles.

Approche diagnostique :

- Examen clinique pour identifier les zones d'alopécie.
- Entretiens pour comprendre la gravité de la compulsion.

Traitement :

- **Thérapie cognitivo-comportementale (TCC) :** C'est le traitement de choix pour la trichotillomanie. La TCC aide le patient à identifier les situations ou les émotions qui déclenchent l'envie de se tirer les cheveux et à développer des stratégies pour résister à cette envie.

Médication : Bien qu'il n'y ait pas de médicament spécifique pour la trichotillomanie, certains antidépresseurs ou antipsychotiques peuvent aider à réduire les symptômes.

Soutien et éducation : Les groupes de soutien peuvent offrir une aide précieuse, permettant aux patients de partager leurs expériences et d'apprendre de nouvelles stratégies d'adaptation.

Dans les deux cas, une collaboration étroite entre dermatologues et professionnels de la santé mentale est essentielle. Cela garantit une approche holistique du traitement, abordant à la fois les symptômes cutanés et les causes psychologiques sous-jacentes.

Rôle de l'infirmier dans la prise en charge des troubles psychodermatologiques

Dans le vaste univers de la dermatologie, l'intersection entre les maladies cutanées et les facteurs psychologiques a ouvert la porte à un domaine fascinant appelé psychodermatologie. Ici, les symptômes cutanés peuvent souvent être le miroir de l'esprit, reflétant des conflits internes, des stress ou des anxiétés. C'est dans ce contexte complexe et multidimensionnel que le rôle de l'infirmier prend toute son importance.

D'abord, l'infirmier joue un rôle crucial dans l'identification précoce des troubles psychodermatologiques. Grâce à son interaction régulière et souvent prolongée avec les patients, l'infirmier peut percevoir des signes subtils que le patient pourrait ne pas révéler lors d'un examen médical bref. Il peut s'agir d'observations sur des habitudes de grattage compulsif, de la présence de lésions auto-infligées ou même de signes d'anxiété ou de détresse lors de discussions sur certaines affections cutanées.

Outre la détection, l'infirmier offre un soutien émotionnel aux patients. Reconnaître et accepter la nature psychologique d'une affection cutanée peut être difficile pour de nombreux patients. Certains peuvent ressentir de la honte, de la culpabilité ou du déni. L'infirmier, avec son approche empathique et son écoute active, peut offrir une oreille attentive, rassurant le patient et l'aidant à naviguer dans le processus de compréhension et d'acceptation de leur condition.

L'éducation est également un aspect essentiel de la prise en charge par l'infirmier. Il est responsable de l'enseignement aux patients sur leur condition, les traitements disponibles et les mesures d'auto-assistance. Dans le cas des troubles psychodermatologiques, cela peut inclure des techniques de relaxation, des méthodes pour gérer le stress ou même des références à des thérapies complémentaires comme la méditation ou le yoga.

L'infirmier sert également de lien crucial entre le dermatologue et d'autres spécialistes, notamment les psychologues ou les psychiatres. Dans le traitement des troubles psychodermatologiques, une approche intégrée est souvent la plus bénéfique. L'infirmier peut faciliter cette collaboration, en s'assurant que toutes les parties sont informées des progrès, des préoccupations ou des changements dans l'état du patient.

Enfin, mais tout aussi important, l'infirmier en dermatologie joue un rôle préventif. Par le biais de sessions éducatives, de brochures ou de discussions individuelles, l'infirmier peut sensibiliser les patients aux liens entre la peau et l'esprit, encourageant ainsi une prise en charge précoce et une reconnaissance des facteurs déclenchants.

Dans le monde de la psychodermatologie, l'infirmier agit comme un pilier de soutien, un éducateur, un coordinateur et un défenseur, assurant que les patients reçoivent des soins holistiques qui traitent non seulement la peau, mais aussi l'âme.

Chapitre 23:
DERMATOLOGIE ET SANTÉ GLOBALE

L'impact de l'alimentation et du style de vie sur la peau

Dans le vaste écosystème de notre corps, chaque élément est interconnecté. Comme un miroir, la peau, notre plus grand organe, reflète souvent l'état interne de notre corps. L'impact de l'alimentation et du style de vie sur la santé de la peau est une interaction complexe, influencée par une multitude de facteurs et de mécanismes.

L'Alimentation : Le pouvoir de l'assiette
Notre alimentation joue un rôle central dans la santé globale de la peau. Les aliments que nous consommons fournissent les nutriments essentiels qui influencent la régénération cellulaire, l'inflammation, l'hydratation et la protection contre les agressions extérieures.

- **Antioxydants** : Les aliments riches en antioxydants, comme les baies, les noix, les légumes à feuilles vertes et le thé vert, aident à combattre les radicaux libres, qui peuvent causer des dommages oxydatifs à la peau et accélérer le vieillissement cutané.
- **Acides gras oméga-3** : Présents dans le poisson, les graines de chia et les noix, ils sont essentiels pour maintenir l'élasticité et l'hydratation de la peau.
- **Eau** : Une hydratation adéquate est cruciale. Boire suffisamment d'eau aide à maintenir l'élasticité de la peau et à prévenir la sécheresse.
- **Aliments inflammatoires** : Une alimentation riche en sucres, en graisses saturées et en produits transformés peut augmenter l'inflammation,

contribuant à des affections telles que l'acné, la rosacée et la dermatite.

Style de vie : Des habitudes qui parlent

Outre l'alimentation, d'autres aspects du style de vie ont une influence majeure sur la santé de la peau.

- **Stress** : Le stress chronique peut déclencher une réponse inflammatoire, exacerbant des affections comme le psoriasis ou l'eczéma. La relaxation et les techniques de gestion du stress, comme la méditation et le yoga, peuvent avoir des effets bénéfiques.

- **Sommeil** : Une bonne nuit de sommeil permet à la peau de se régénérer. Le manque de sommeil peut entraîner des cernes, une peau terne et une augmentation des signes de vieillissement.

- **Exercice** : L'activité physique stimule la circulation sanguine, ce qui aide à nourrir les cellules cutanées et à éliminer les déchets.

- **Exposition au soleil** : Bien que le soleil fournisse de la vitamine D, une exposition excessive sans protection adéquate peut entraîner des dommages cutanés, du vieillissement prématuré au risque accru de cancer de la peau.

La beauté et la santé de la peau sont le résultat d'un équilibre délicat entre une alimentation nutritive et un style de vie sain. Comprendre cette interaction offre une approche proactive pour chérir, protéger et nourrir notre peau de l'intérieur comme de l'extérieur. Après tout, lorsque nous prenons soin de notre corps, cela se voit à travers notre peau.

Activité physique, stress et peau

L'interaction entre l'activité physique, le stress et la peau forme un trépied complexe dans le vaste domaine de la santé et du bien-être. L'exercice et la gestion du stress peuvent avoir des effets majeurs sur la peau, et voici comment ils sont étroitement liés :

L'Activité Physique : Une Bouffée d'Oxygène pour la Peau

- **Stimulation de la Circulation** : L'exercice augmente le flux sanguin, ce qui contribue à nourrir les cellules cutanées et à maintenir leur vitalité. Ce flux sanguin accru apporte de l'oxygène et des nutriments essentiels à la peau tout en éliminant les déchets, y compris les radicaux libres.
- **Transpiration** : La sueur élimine les impuretés, ce qui peut contribuer à déboucher les pores et à réduire l'acné. Cependant, il est essentiel de se laver après l'exercice pour éviter que la sueur ne s'accumule et n'aggrave les problèmes de peau.
- **Réduction du Stress** : L'exercice libère des endorphines, souvent appelées « hormones du bonheur ». Ces molécules aident à réduire le stress, ce qui peut atténuer ses effets sur la peau.

Le Stress : Le Lien Invisible avec la Peau

- **Réactions Inflammatoires** : Le stress prolongé entraîne une augmentation de la production de cortisol et d'autres hormones. Ces hormones peuvent stimuler les glandes sébacées, conduisant à une production excessive de sébum et, par conséquent, à l'acné.
- **Vieillissement Accéléré** : Le stress chronique peut affecter la structure et l'hydratation de la peau, conduisant à une perte d'élasticité et à l'apparition de rides.
- **Affections Exacerbées** : Le stress peut aggraver des affections cutanées préexistantes telles que le psoriasis, l'eczéma et la rosacée.
- **Répercussions Immunitaires** : Le stress affaiblit le système immunitaire, ce qui peut rendre la peau plus susceptible aux infections et ralentir son processus de guérison.

L'Équilibre Parfait : Activité Physique Contre Stress
L'exercice est souvent considéré comme une thérapie antistress. Il n'offre pas seulement des avantages esthétiques mais joue également un rôle crucial dans la régulation de la réponse au stress de notre corps. En incorporant une routine d'exercice régulière, on peut améliorer l'élasticité de la peau, augmenter sa radiance, et surtout, réduire les effets néfastes du stress sur la peau.

L'harmonie entre une activité physique régulière et une gestion efficace du stress peut être la clé pour maintenir une peau saine et radieuse. Reconnaître cette symbiose et agir en conséquence peut mener à une meilleure santé cutanée et à un bien-être général amélioré.

Intégration de la dermatologie dans une approche holistique de la santé

L'approche holistique de la santé met l'accent sur l'intégration du corps, de l'esprit et de l'âme, reconnaissant que tous ces éléments sont interconnectés et affectent la santé globale d'une personne. La dermatologie, souvent perçue comme une spécialité axée exclusivement sur les affections cutanées, s'inscrit parfaitement dans ce cadre holistique lorsqu'elle est considérée dans son intégralité.

Corps : Les Manifestations Visibles de la Santé Intérieure
- **Reflet de la santé globale** : Des conditions telles que le jaunissement de la peau peuvent indiquer des problèmes hépatiques, tandis que des éruptions cutanées peuvent être le signe d'allergies alimentaires. La peau sert souvent de baromètre pour la santé intérieure de l'organisme.
- **Nutrition et Peau** : L'alimentation a un impact direct sur la santé de la peau. Les aliments riches en

antioxydants, en oméga-3 et en vitamines peuvent améliorer la clarté et l'élasticité de la peau.

Toxines et Excrétion : La peau joue un rôle crucial dans l'excrétion des toxines. Les problèmes récurrents de peau peuvent signaler un déséquilibre ou une accumulation de toxines dans le corps.

Esprit : L'Impact Psychologique des Affections Cutanées

Estime de soi et Image corporelle : Les affections cutanées, qu'il s'agisse d'acné ou de psoriasis, peuvent avoir un impact profond sur l'estime de soi. L'approche holistique reconnaît cette interconnexion et cherche à traiter non seulement la maladie mais aussi ses conséquences psychologiques.

Stress et Peau : Le stress peut déclencher ou exacerber des affections cutanées. Une prise en charge holistique évalue le stress comme un facteur contributif potentiel et propose des moyens de le gérer.

Âme : Connexion avec Soi et l'Environnement

Pratiques de bien-être : Des techniques comme la méditation, le yoga ou la respiration profonde peuvent offrir des avantages pour la peau en réduisant le stress, en améliorant la circulation et en favorisant une meilleure santé globale.

Connexion à la nature : L'utilisation de produits naturels, l'exposition modérée au soleil pour la vitamine D, et la prise en compte des bienfaits de la nature (comme l'air frais) sont tous essentiels pour une peau saine.

Intuition et Écoute du Corps : L'approche holistique encourage à être à l'écoute de son corps. Si quelque chose ne semble pas convenir à notre peau, c'est souvent le corps qui nous signale un problème plus profond.

La dermatologie, lorsqu'elle est intégrée dans une perspective holistique, offre une compréhension bien plus profonde et nuancée de la santé cutanée. Elle ne se contente pas de traiter les symptômes visibles, mais cherche à comprendre et à traiter la personne dans son ensemble, reconnaissant que la peau est le reflet extérieur de notre équilibre intérieur.

Chapitre 24:
ALLERGIES ET TESTS CUTANÉS

Fondamentaux
des tests allergiques cutanés

Les tests allergiques cutanés sont des procédures diagnostiques conçues pour identifier des substances auxquelles une personne pourrait être allergique. En dermatologie, ces tests sont fréquemment utilisés pour diagnostiquer des allergies qui se manifestent par des symptômes cutanés, tels que l'eczéma, l'urticaire ou le contact dermatitis.

1. Pourquoi faire un test allergique cutané ?
Les tests allergiques cutanés peuvent aider à :
- Déterminer la cause d'une allergie.
- Prévenir des réactions futures en identifiant les allergènes et en conseillant le patient sur la manière d'éviter l'exposition.
- Orienter le traitement, comme l'administration d'immunothérapie (allergènes sous forme de vaccins).

2. Types de tests allergiques cutanés :
- **Prick test** : Une petite quantité d'allergène est introduite dans la peau à l'aide d'une fine aiguille. C'est la méthode la plus courante pour tester les allergies alimentaires, environnementales et certaines allergies médicamenteuses.
- **Patch test** : Des disques imprégnés d'allergènes sont placés sur la peau pendant 48 heures. Il est principalement utilisé pour diagnostiquer les allergies de contact, comme celles dues aux parfums, conservateurs ou métaux.

- **Test intradermique** : Une petite quantité d'allergène est injectée sous la surface de la peau. Il est souvent utilisé lorsque les tests prick sont négatifs, mais qu'une allergie est toujours suspectée.

3. Préparation pour le test :
- Éviter les antihistaminiques plusieurs jours avant le test, car ils peuvent fausser les résultats.
- Informer le dermatologue de tous les médicaments pris.
- Éviter l'application de crèmes ou lotions sur la zone de test.

4. Interprétation des résultats :
Après l'application de l'allergène, la peau est observée pour détecter une éventuelle réaction. Une élévation de la peau, appelée papule, entourée de rougeur, indique généralement une réaction positive, c'est-à-dire que la personne est allergique à cette substance.

5. Avantages et limites :
- **Avantages** : Ces tests sont rapides, généralement peu coûteux, et peuvent confirmer une suspicion d'allergie.
- **Limites** : Ils peuvent donner des faux positifs ou des faux négatifs. Certains facteurs, comme les médicaments ou une dermatite active, peuvent affecter les résultats.

6. Suite du test :
Après avoir identifié les allergènes, le dermatologue fournira des conseils pour éviter l'exposition à ces substances. Dans certains cas, une immunothérapie peut être recommandée.

Les tests allergiques cutanés sont un outil précieux pour les dermatologues afin de diagnostiquer et traiter les allergies. Bien que ces tests ne soient pas infaillibles, lorsqu'ils sont effectués correctement, ils peuvent fournir des informations inestimables qui guident la prise en charge du patient.

Interprétation et communication des résultats

Les tests diagnostiques en dermatologie, qu'il s'agisse de biopsies, de tests allergiques ou de simples examens cutanés, nécessitent non seulement une interprétation précise, mais aussi une communication claire et empathique des résultats aux patients. Ce processus est essentiel pour assurer une prise en charge optimale, minimiser l'anxiété et favoriser la confiance entre le patient et le professionnel de santé.

1. L'importance d'une interprétation précise:
   - **Base du traitement** : Une interprétation correcte est la première étape vers un plan de traitement approprié.
   - **Éviter les erreurs médicales** : Une mauvaise interprétation peut entraîner des traitements inutiles ou, pire, négliger une condition qui nécessite une attention immédiate.
2. Préparation à la communication:
   - **Anticiper les questions** : Les patients auront probablement de nombreuses questions. Se préparer en amont permet de fournir des réponses claires et complètes.
   - **Choisir le bon moment et le bon lieu** : Il est essentiel d'avoir une conversation dans un cadre où le patient se sent en sécurité et à l'aise.
3. La communication des résultats:
   - **Soyez direct mais empathique** : Il est crucial d'être honnête et transparent tout en faisant preuve

d'empathie, surtout si les nouvelles sont inattendues ou préoccupantes.

- **Utilisez un langage simple** : Bien que l'usage de termes médicaux soit naturel pour les professionnels, il peut être source de confusion pour le patient. Il est préférable de simplifier le jargon médical autant que possible.
- **Fournir des supports visuels ou écrits** : Cela peut aider les patients à mieux comprendre leur diagnostic et leur traitement.
- **Écouter activement** : Il est important de permettre au patient d'exprimer ses sentiments, ses inquiétudes et de poser des questions.

4. Gestion des émotions:

- **Reconnaître l'anxiété et la peur** : Les résultats, même bénins, peuvent être sources d'inquiétude. Il est important de reconnaître les émotions du patient et d'y répondre avec compassion.
- **Offrir un soutien supplémentaire** : Dans les cas où le diagnostic est particulièrement préoccupant, il peut être utile de diriger le patient vers des groupes de soutien ou des thérapeutes.

5. Suivi après la communication:

- **Planifier la prochaine étape** : Que ce soit un traitement, un autre test ou un simple suivi, assurez-vous que le patient sait quoi faire ensuite.
- **Rappels et ressources** : Fournir au patient des ressources écrites ou en ligne, ainsi que des rappels pour les futurs rendez-vous ou tests.

L'interprétation et la communication des résultats sont tout aussi cruciales que la réalisation des tests eux-mêmes. Une bonne communication renforce la relation entre le patient et l'infirmier ou le médecin, assurant une meilleure prise en charge et une meilleure compréhension de la part du patient.

Prise en charge et suivi
des patients allergiques

L'allergie est une réponse exagérée du système immunitaire à des substances généralement inoffensives, appelées allergènes. Les manifestations peuvent varier d'une simple éruption cutanée à une réaction potentiellement mortelle, comme un choc anaphylactique. Pour l'infirmier en dermatologie, la prise en charge de ces patients nécessite une attention minutieuse, une éducation approfondie et un suivi régulier.

1. Identification et diagnostic :
   Historique détaillé : Comprendre les symptômes, leur fréquence, leur gravité et les déclencheurs potentiels.
   Tests cutanés : Effectuer ou diriger vers des tests allergiques pour identifier les allergènes responsables.
   Collaboration avec des allergologues : Dans les cas complexes, il est essentiel de travailler en étroite collaboration avec des spécialistes.
2. Éducation du patient :
   Évitement : Apprendre au patient comment éviter les allergènes identifiés, que ce soit dans leur alimentation, leur environnement ou leurs produits de soin.
   Reconnaissance des symptômes : Aider les patients à reconnaître les premiers signes d'une réaction allergique.
   Plan d'action d'urgence : Élaborer un plan clair et concis pour le patient en cas de réaction grave, incluant l'utilisation d'un auto-injecteur d'épinéphrine si nécessaire.
3. Traitement et intervention :
   Médicaments : Prescrire ou recommander des antihistaminiques, des corticostéroïdes topiques ou

d'autres médicaments pour traiter ou prévenir les symptômes.

Thérapies à long terme : Pour les allergies graves ou chroniques, des traitements comme l'immunothérapie pourraient être envisagés.

Gestion des urgences : Savoir comment traiter une réaction anaphylactique et quand orienter le patient vers des soins plus spécialisés.

4. Suivi et ajustements :

Évaluations régulières : Les allergies peuvent évoluer avec le temps. Il est crucial d'évaluer régulièrement la situation du patient pour s'assurer que les traitements sont toujours appropriés.

Réévaluation des médicaments : S'assurer que les médicaments prescrits restent efficaces et ajuster si nécessaire.

5. Soutien psychologique :

Vivre avec des allergies : Cela peut être stressant, surtout si les réactions peuvent être graves. Offrir un soutien émotionnel et diriger vers des groupes de soutien si nécessaire.

6. Promotion de la sensibilisation :

Sensibilisation du public : Les allergies peuvent être mal comprises. Éduquer le public, les enseignants et les employeurs peut aider à créer un environnement plus sûr pour les patients allergiques.

La prise en charge des patients allergiques est complexe, nécessitant une combinaison d'expertise médicale, d'éducation et de soutien. Avec un suivi approprié, cependant, ces patients peuvent vivre une vie pleine et active, tout en gérant efficacement leurs symptômes.

Chapitre 25:
DERMATOLOGIE ET SEXUALITÉ

Les IST et manifestations cutanées

Les infections sexuellement transmissibles (IST) sont des infections causées par des bactéries, des virus ou des parasites, qui se propagent principalement par contact sexuel non protégé. Si la plupart de ces infections ciblent les organes génitaux, bon nombre d'entre elles peuvent également provoquer des symptômes visibles sur la peau, ce qui souligne l'importance d'une prise de conscience et d'une formation pour les professionnels de la dermatologie.

1. Introduction :
- **Nature et origine des IST** : Des bactéries comme la syphilis aux virus comme l'herpès, les IST couvrent un large éventail d'agents pathogènes.
- **Voies de transmission** : Même si le contact sexuel est la voie principale, certaines IST peuvent se transmettre par d'autres moyens, tels que le partage d'aiguilles ou de contact peau à peau.
2. IST courantes et leurs manifestations cutanées :
- **Herpès génital** : Caractérisé par des vésicules douloureuses sur ou autour des organes génitaux qui peuvent éclater, formant des plaies ouvertes.
- **Syphilis** : Cette maladie bactérienne évolue en plusieurs phases. La syphilis primaire se manifeste par un chancre indolore, généralement sur les organes génitaux. La syphilis secondaire peut entraîner des éruptions cutanées, en particulier sur les paumes et les plantes.
- **HPV (Papillomavirus humain)** : Certains types de HPV peuvent provoquer des verrues génitales, tandis

que d'autres souches peuvent entraîner des verrues sur d'autres parties du corps.

Molluscum contagiosum : Provoque des papules chair à la surface lisse, souvent avec une dépression centrale, qui peuvent apparaître n'importe où sur le corps.

3. Complications et co-infections :

VIH et manifestations cutanées : Les personnes atteintes du VIH peuvent présenter une variété de symptômes cutanés, de l'herpès zoster aux infections fongiques, en raison d'une immunité réduite.

La coexistence d'IST : Il n'est pas rare qu'une personne contracte simultanément plusieurs IST, ce qui peut compliquer le diagnostic et le traitement.

4. Diagnostic et prise en charge :

Tests et biopsies : L'identification précise de l'IST est cruciale pour un traitement efficace.

Traitements topiques et systémiques : Selon l'IST, les traitements peuvent varier des antiviraux aux antibiotiques.

5. Prévention et éducation :

Protection et pratiques sexuelles sécuritaires : L'utilisation de préservatifs et la limitation du nombre de partenaires peuvent réduire le risque de transmission.

Vaccination : Des vaccins sont disponibles pour certaines IST, comme le HPV.

Les IST ne se limitent pas aux organes génitaux et peuvent avoir des manifestations cutanées notables. Une approche intégrée, qui combine la prévention, le diagnostic précis et un traitement approprié, est cruciale pour gérer ces infections et prévenir leur propagation.

Éducation, prévention et conseils

En dermatologie, tout comme dans d'autres domaines médicaux, l'éducation des patients et la prévention sont aussi cruciales que le diagnostic et le traitement. En informant les patients sur les soins appropriés de la peau et en leur offrant des conseils pertinents, les professionnels de santé peuvent jouer un rôle déterminant dans la réduction de l'incidence des affections cutanées et dans l'amélioration de la qualité de vie des patients.

1. Importance de l'éducation en dermatologie :
   - **Prévention vaut mieux que guérison** : Une peau saine commence par des habitudes quotidiennes appropriées et la connaissance des facteurs qui peuvent provoquer ou aggraver des affections cutanées.
   - **Autonomisation des patients** : En comprenant leur condition et les mesures qu'ils peuvent prendre pour la gérer, les patients sont mieux équipés pour prendre des décisions éclairées concernant leur santé cutanée.
2. Éducation sur les soins cutanés de base :
   - **Nettoyage** : Informer les patients sur la manière appropriée de nettoyer leur peau, en tenant compte de leur type de peau et de leurs préoccupations spécifiques.
   - **Hydratation** : Souligner l'importance d'une hydratation régulière et du choix des produits adaptés à leurs besoins.
   - **Protection solaire** : Éduquer sur l'importance de la protection contre les rayons UV, le choix d'un écran solaire approprié et son application régulière.
3. Conseils spécifiques pour diverses affections cutanées :
   - **Acné** : Conseiller sur les produits à éviter, l'importance de ne pas percer les boutons, et les

habitudes alimentaires qui peuvent influencer la condition.

- **Eczéma et psoriasis** : Mettre l'accent sur l'importance de l'hydratation, éviter les déclencheurs et gérer le stress.
- **Vieillissement cutané** : Informer sur les effets du soleil, du tabagisme, et de la déshydratation sur le vieillissement prématuré de la peau.

4. Prévention des maladies cutanées :

- **Auto-examen de la peau** : Éduquer les patients sur la manière d'examiner régulièrement leur peau à la recherche de signes suspects, tels que des changements dans les grains de beauté.
- **Protection contre les infections** : Conseiller sur les meilleures pratiques pour éviter les infections cutanées, telles que le lavage régulier des mains et le maintien des plaies propres.

5. Gestion des affections chroniques :

- Éduquer les patients sur la nature chronique de certaines affections cutanées, les aider à comprendre la nécessité d'un suivi régulier et d'une adaptation du traitement selon les besoins.

L'éducation et la prévention en dermatologie sont des outils essentiels pour assurer une peau saine tout au long de la vie. En collaborant étroitement avec les patients, les professionnels de la santé peuvent non seulement traiter les affections cutanées existantes mais aussi prévenir de nouvelles affections et améliorer la qualité de vie globale des patients.

Aborder la sexualité en consultation dermatologique

Dans le monde de la dermatologie, aborder la sexualité peut sembler hors sujet pour certains, mais c'est une dimension essentielle de la prise en charge holistique du patient. Plusieurs affections cutanées peuvent avoir un impact sur la vie intime des patients ou être directement liées à la sexualité, d'où l'importance d'une communication ouverte et respectueuse.

1. Pertinence de la sexualité en dermatologie :
   - **Affections cutanées et estime de soi** : Les affections visibles peuvent affecter la confiance en soi et l'estime de soi, conduisant à des difficultés dans les relations intimes.
   - **Affections sexuellement transmissibles (IST)** : Plusieurs IST se manifestent par des symptômes cutanés ou muqueux.
   - **Effets secondaires médicamenteux** : Certains traitements dermatologiques peuvent affecter la libido ou la fonction sexuelle.
2. Créer un environnement confortable :
   - **Confidentialité** : Assurer au patient que tout ce qui est discuté reste confidentiel, et respecter les normes de confidentialité médicale.
   - **Non-jugement** : Approcher le sujet avec neutralité, sans apporter de préjugés ou d'opinions personnelles.
3. Poser les bonnes questions :
   - Au lieu de demander directement sur la sexualité, on peut entamer la conversation avec des questions telles que : "Est-ce que votre condition affecte vos relations personnelles ou intimes ?".
   - Lorsqu'on suspecte une IST, poser des questions sur les pratiques sexuelles récentes, les partenaires, et la protection utilisée.
4. Informer et éduquer :
   - Si le patient présente une IST, informer sur les modes de transmission, les précautions à prendre, et l'importance de prévenir ses partenaires.

Éduquer les patients sur les effets secondaires sexuels potentiels des médicaments prescrits.

5. Collaborer avec d'autres spécialistes :

Si un patient présente des problèmes sexuels liés à une affection dermatologique, envisager une collaboration avec un sexologue, un psychologue ou d'autres spécialistes pertinents.

6. Respecter les limites :

Si un patient n'est pas à l'aise de parler de sa sexualité, respecter ses limites et ne pas insister.

La sexualité est un aspect fondamental de l'expérience humaine, et elle est intrinsèquement liée à notre bien-être physique et émotionnel. Dans le domaine de la dermatologie, aborder la sexualité avec sensibilité et compétence est essentiel pour une prise en charge complète et efficace du patient. Les professionnels de la santé doivent être équipés pour discuter de ces questions de manière respectueuse, tout en fournissant les informations et les ressources nécessaires.

Chapitre 26:
PATHOLOGIES
DES ONGLES ET CHEVEUX

Reconnaissance
des affections courantes

La peau, ce manteau extérieur qui enveloppe notre corps, est le miroir réfléchissant de nombreux processus internes. C'est également le premier rempart contre les agressions extérieures. Par conséquent, elle peut présenter une panoplie de manifestations allant de légères imperfections à des affections graves. Pour l'infirmier en dermatologie, reconnaître rapidement et précisément ces affections est primordial.

1. L'acné :
    Typiquement associée à la puberté, l'acné peut persister ou apparaître à l'âge adulte. Caractérisée par une inflammation des follicules pileux, elle se manifeste par des comédons, des pustules ou des nodules.
2. Eczéma :
    L'eczéma, ou dermatite atopique, est une inflammation chronique de la peau qui provoque des rougeurs, des démangeaisons intenses et une desquamation. Sa cause est multifactorielle, associant des facteurs génétiques, environnementaux et immunitaires.
3. Psoriasis :
    Cette affection chronique se manifeste par des plaques rouges surmontées de squames blanchâtres. Elle peut affecter diverses parties du corps, y compris le cuir chevelu, les ongles et les articulations.

4. Herpès :

Causé par un virus, l'herpès se manifeste par des éruptions de petites vésicules douloureuses, souvent autour des lèvres ou sur les organes génitaux.

5. Verrues :

Provoquées par des papillomavirus, les verrues sont des excroissances bénignes qui peuvent apparaître n'importe où sur le corps.

6. Urticaire :

L'urticaire est une réaction allergique cutanée qui provoque des démangeaisons et des plaques rouges en relief, souvent déclenchée par des médicaments, des aliments, ou d'autres irritants.

7. Infections fongiques :

Les champignons peuvent infecter la peau, les ongles ou le cuir chevelu, provoquant des démangeaisons, des rougeurs et parfois des lésions suintantes.

8. Mélanome :

Il s'agit d'un cancer de la peau agressif, qui se manifeste souvent par une modification de la taille, de la forme ou de la couleur d'un grain de beauté.

9. Rosacée :

Cette affection chronique se caractérise par des rougeurs sur le visage, parfois accompagnées de petits vaisseaux dilatés, de pustules ou de nodules.

10. Couperose :

Elle se manifeste par des rougeurs dues à la dilatation des petits vaisseaux du visage, en particulier sur les joues et le nez.

Face à la diversité des affections cutanées, l'infirmier en dermatologie doit faire preuve de vigilance et de précision dans leur reconnaissance. Un diagnostic rapide et correct est essentiel pour assurer une prise en charge efficace et améliorer la qualité de vie des patients.

Interventions et soins infirmiers spécifiques

Les infirmiers jouent un rôle fondamental dans le domaine de la dermatologie. Ils ne se contentent pas seulement d'assister les médecins; ils offrent également une prise en charge complète, des conseils, une éducation et un soutien aux patients. Découvrons ensemble les interventions et soins spécifiques que ces professionnels apportent.

1. Évaluation cutanée :
   - Avant tout, l'infirmier réalise une évaluation minutieuse de la peau du patient, notant la présence, la localisation, la taille, la forme et la couleur de toute anomalie ou lésion. Cette évaluation est essentielle pour déterminer la nature et la gravité de l'affection.
2. Administration de médicaments :
   - Qu'il s'agisse d'appliquer des topiques, d'administrer des médicaments oraux ou d'injecter des traitements, l'infirmier doit le faire avec précision tout en respectant les indications du médecin.
3. Soins des plaies :
   - Dans le cas de plaies, d'ulcères ou de brûlures, l'infirmier doit nettoyer, désinfecter et panser la zone affectée, tout en surveillant les signes d'infection ou de complications.
4. Éducation du patient :
   - Un aspect crucial de la prise en charge est d'enseigner au patient comment prendre soin de sa peau, comment utiliser les médicaments prescrits et comment reconnaître les signes d'une aggravation ou d'une complication.
5. Prélèvements pour diagnostics :
   - L'infirmier peut être amené à prélever des échantillons de peau, comme des biopsies ou des éraflures, qui seront ensuite analysés en laboratoire.

6. Photothérapie :

   Pour les patients nécessitant une photothérapie, l'infirmier prépare le patient, gère l'équipement et assure la sécurité pendant le traitement.

7. Gestion de la douleur :

   Beaucoup d'affections cutanées peuvent être douloureuses. L'infirmier évalue régulièrement la douleur du patient et administre les analgésiques appropriés.

8. Soutien psychologique :

   Les affections cutanées peuvent avoir un impact significatif sur l'estime de soi et le bien-être émotionnel du patient. L'infirmier offre un soutien, une écoute et, si nécessaire, oriente vers des spécialistes.

9. Suivi post-intervention :

   Après une chirurgie dermatologique ou une autre intervention, l'infirmier surveille le patient, s'assure de la bonne cicatrisation et gère tout inconfort ou complication.

10. Collaboration interprofessionnelle :

   L'infirmier collabore étroitement avec le dermatologue, mais aussi avec d'autres professionnels de santé (pharmaciens, nutritionnistes, psychologues) pour assurer une prise en charge holistique du patient.

Le rôle de l'infirmier en dermatologie est vaste et essentiel. Par leurs compétences, leur expertise et leur compassion, ils assurent une prise en charge complète et personnalisée, garantissant aux patients les meilleurs soins possibles.

Conseils pratiques pour les patients

La peau, étant le plus grand organe du corps, nécessite une attention particulière pour conserver sa santé et son éclat. Une prise en charge adéquate de la peau et une sensibilisation aux différentes affections cutanées peuvent grandement contribuer à la prévention et à un traitement rapide et efficace. Voici quelques conseils pratiques pour les patients en matière de dermatologie :

1. Adoptez une routine quotidienne :
Nettoyez votre peau avec un nettoyant doux adapté à votre type de peau. Hydratez-la quotidiennement et utilisez un écran solaire chaque jour, même lorsque le ciel est nuageux.

2. Soyez attentif aux changements :
Surveillez régulièrement votre peau pour détecter tout changement ou apparition de nouvelles lésions. L'auto-examen régulier peut aider à identifier précocement des problèmes potentiels.

3. Évitez les longues expositions au soleil :
Protégez-vous du soleil, surtout entre 10 h et 16 h, lorsque les rayons sont les plus forts. Portez un chapeau, des lunettes de soleil et des vêtements protecteurs. Réappliquez l'écran solaire toutes les deux heures, et plus fréquemment après avoir nagé ou transpiré.

4. Adoptez une alimentation équilibrée :
Une alimentation riche en vitamines, minéraux et antioxydants contribue à la santé de la peau. Incluez des fruits, des légumes, des noix et des poissons dans votre régime.

5. Restez hydraté :
Buvez suffisamment d'eau tout au long de la journée pour garder votre peau hydratée de l'intérieur.

6. Évitez le tabac :
Fumer accélère le vieillissement de la peau, provoque des rides et diminue la circulation sanguine, rendant la peau plus pâle et moins saine.

7. Utilisez des produits adaptés :
N'utilisez que des produits dermatologiquement testés et adaptés à votre type de peau. Évitez les produits irritants ou allergènes.

8. Consultez en cas de doute :
Si vous observez des changements inhabituels, des démangeaisons persistantes, des éruptions ou d'autres problèmes cutanés, consultez un dermatologue sans tarder.

9. Limitez l'usage d'eau chaude :
Des douches ou des bains trop chauds peuvent assécher la peau. Optez pour de l'eau tiède et limitez la durée de vos douches.

10. Évitez de gratter :
Si une zone de votre peau vous démange, évitez de gratter. Cela peut aggraver l'affection et entraîner des infections.

11. Informez-vous :
Gardez-vous informé des dernières recherches et recommandations en matière de soins cutanés. Cela vous aidera à prendre les meilleures décisions pour votre peau.

12. Soyez patient :
Certains traitements cutanés nécessitent du temps pour montrer des résultats. Soyez patient et suivez les instructions de votre dermatologue.

Une prise en charge proactive et bien informée de la santé de votre peau peut prévenir de nombreuses affections cutanées et contribuer à une peau saine et radieuse. Le respect de ces conseils et une consultation régulière avec un professionnel de la dermatologie peuvent vous aider à maintenir la santé et la beauté de votre peau tout au long de votre vie.

Chapitre 27:
NOUVEAUX TRAITEMENTS
ET THÉRAPIES

Exploration des avancées récentes

La dermatologie, à l'instar d'autres domaines médicaux, connaît un progrès constant grâce à la recherche, la technologie et une meilleure compréhension des mécanismes biologiques qui sous-tendent les affections cutanées. Les avancées récentes ont révolutionné la manière dont les professionnels de la santé traitent les affections cutanées et offrent de nouvelles perspectives d'espoir aux patients. Voici un aperçu des progrès notables de ces dernières années :

1. Thérapies biologiques :
Ces médicaments, conçus pour cibler des parties spécifiques du système immunitaire, ont transformé le traitement de maladies comme le psoriasis et l'eczéma. En ciblant des protéines spécifiques qui jouent un rôle dans l'inflammation, ces traitements peuvent offrir un soulagement rapide avec moins d'effets secondaires que les traitements traditionnels.

2. Lasers et technologies basées sur la lumière :
Les lasers de nouvelle génération peuvent traiter une variété de conditions, des taches de naissance aux rides, en passant par la cicatrisation des tatouages. Les traitements sont de plus en plus précis, réduisant le temps de récupération et les effets secondaires.

3. Diagnostic génétique :
La capacité de séquencer l'ADN à un coût abordable permet désormais d'identifier les prédispositions

génétiques à certaines affections cutanées, ouvrant la voie à des traitements plus personnalisés.

4. Microbiome cutané :

La recherche sur le rôle des bactéries et autres microbes qui vivent sur la peau a révélé leur importance dans la santé cutanée. Cette compréhension a conduit au développement de produits et de traitements visant à équilibrer ces micro-organismes.

5. Thérapies ciblées pour le cancer de la peau :

Au lieu de s'appuyer uniquement sur la chirurgie, il existe maintenant des médicaments qui ciblent spécifiquement les mutations génétiques présentes dans certains mélanomes, offrant une autre ligne de traitement pour les patients.

6. Applications et télémédecine :

L'essor des applications de suivi cutané permet aux patients de surveiller leurs affections cutanées et de communiquer avec leurs dermatologues à distance, ce qui est particulièrement utile dans les régions éloignées ou pour les patients à mobilité réduite.

7. Technologie d'édition génique :

Bien que toujours à un stade expérimental pour de nombreuses applications dermatologiques, des techniques comme CRISPR offrent un potentiel incroyable pour traiter les maladies génétiques de la peau à la source.

8. Nanotechnologie :

L'utilisation de nanoparticules pour délivrer des médicaments directement dans les cellules cibles de la peau permet une administration plus efficace des traitements avec potentiellement moins d'effets secondaires.

9. Thérapie par cellules souches :

Les recherches en cours explorent comment les cellules souches peuvent être utilisées pour traiter des affections cutanées, allant de la cicatrisation des plaies à la repousse des cheveux.

À mesure que la technologie et la science progressent, la dermatologie continuera d'évoluer, offrant des solutions plus efficaces, moins invasives et plus personnalisées pour les patients du monde entier. Ces avancées, combinées à une meilleure éducation et sensibilisation, garantissent une meilleure qualité de vie pour les personnes souffrant d'affections cutanées.

Thérapies géniques et ciblées

L'évolution rapide de la biologie moléculaire et de la génomique a donné naissance à une nouvelle ère de thérapies en médecine, et la dermatologie ne fait pas exception. Les thérapies géniques et ciblées représentent un espoir immense pour de nombreux patients atteints d'affections cutanées, en particulier celles d'origine génétique ou liées à des anomalies moléculaires spécifiques.

1. Thérapie génique :
La thérapie génique vise à introduire ou à corriger des séquences génétiques dans les cellules d'un patient pour traiter une maladie. En dermatologie, les applications potentielles sont vastes :

- **Epidermolyse bulleuse :** Une affection génétique où la peau est extrêmement fragile et peut se blesser ou se former des cloques au moindre frottement. Des essais cliniques sont en cours pour utiliser la thérapie génique afin de corriger les mutations responsables.
- **Maladies génétiques du cheveu :** Des mutations spécifiques peuvent provoquer la perte de cheveux ou des anomalies capillaires. En ciblant ces mutations, il est possible d'envisager une repousse ou une amélioration de la qualité des cheveux.

2. Thérapies ciblées :

Contrairement à la thérapie génique, qui vise directement l'ADN ou l'ARN du patient, les thérapies ciblées agissent sur des protéines ou des voies métaboliques spécifiques impliquées dans la maladie.

Mélanome : Des mutations spécifiques, comme la mutation BRAF, peuvent être présentes dans certains mélanomes. Des inhibiteurs de BRAF ont été développés pour cibler spécifiquement ces tumeurs, offrant une meilleure réponse chez les patients porteurs de cette mutation.

Psoriasis : Des médicaments biologiques tels que les anti-TNF ou les inhibiteurs de l'IL-17 ciblent des cytokines spécifiques impliquées dans l'inflammation du psoriasis, permettant une rémission de la maladie chez de nombreux patients.

Eczéma (dermatite atopique) : Des médicaments comme le dupilumab agissent en inhibant les voies IL-4 et IL-13, deux cytokines clés dans l'inflammation de l'eczéma.

Tumeurs cutanées non mélanomateuses : Des inhibiteurs de voies de signalisation spécifiques peuvent cibler les carcinomes basocellulaires avancés ou localement avancés, offrant une alternative ou un complément à la chirurgie.

L'avenir de la dermatologie est prometteur grâce à ces avancées. L'intégration de la biologie moléculaire, de la génomique et des approches personnalisées transformera la manière dont les dermatologues traitent leurs patients. Cependant, ces traitements nécessitent une attention particulière en matière de surveillance des effets secondaires, de coûts et d'accessibilité pour tous les patients.

L'avenir des biotechnologies en dermatologie

L'ère moderne de la médecine a vu émerger un intérêt croissant pour les biotechnologies, avec un potentiel révolutionnaire dans de nombreux domaines, y compris la dermatologie. Ces avancées, combinant biologie, chimie, génétique et technologie, offrent de nouvelles perspectives pour la compréhension, le diagnostic et le traitement des maladies cutanées. Voici un aperçu de ce que l'avenir pourrait réserver à la dermatologie grâce aux biotechnologies :

- **Thérapie cellulaire :** Au-delà de la thérapie génique, la capacité de cultiver, modifier et réintroduire des cellules dans le corps ouvre de nouvelles voies de traitement. Par exemple, des kératinocytes ou d'autres cellules cutanées pourraient être cultivés en laboratoire, modifiés pour corriger une anomalie génétique, puis greffés sur un patient.
- **Impression 3D de tissus cutanés :** L'utilisation de l'impression 3D pour créer des greffes cutanées personnalisées pourrait révolutionner le traitement des brûlures, des plaies chroniques et d'autres affections cutanées nécessitant une réparation tissulaire.
- **Nanotechnologie :** L'utilisation de nanoparticules pour administrer des médicaments directement aux cellules cibles peut améliorer l'efficacité des traitements tout en réduisant les effets secondaires. Imaginez des crèmes ou des lotions contenant des nanoparticules conçues pour cibler précisément les cellules inflammatoires dans des conditions comme le psoriasis ou l'eczéma.
- **Biocapteurs cutanés :** Des dispositifs intégrés à même la peau pourraient surveiller en continu des paramètres comme l'hydratation, le pH ou la

présence de bactéries pathogènes, permettant une intervention précoce avant l'apparition des symptômes.

Thérapies personnalisées : En comprenant le profil génétique et moléculaire de chaque patient, les dermatologues pourraient prescrire des traitements spécifiquement adaptés à l'individu, augmentant ainsi les chances de succès.

Microbiome cutané : De plus en plus de recherches s'intéressent au rôle du microbiome cutané, l'ensemble des micro-organismes présents sur notre peau, dans la santé et la maladie. Les biotechnologies pourraient aider à moduler ce microbiome pour traiter ou prévenir certaines affections.

Réalité augmentée et intelligence artificielle : Ces technologies pourraient aider les dermatologues dans le diagnostic des affections cutanées, en superposant des images, des informations et des analyses en temps réel lors de l'examen du patient.

L'avenir de la dermatologie, avec l'apport des biotechnologies, est incroyablement excitant. Cependant, comme avec toute innovation, il sera essentiel de s'assurer que ces avancées soient sûres, éthiques et accessibles à tous les patients. Il faudra également une formation continue des professionnels de santé pour qu'ils restent à la pointe de ces évolutions et puissent offrir les meilleurs soins possibles à leurs patients.

Chapitre 28:
HYGIÈNE HOSPITALIÈRE
ET PRÉVENTION DES INFECTIONS

Importance de la stérilisation et de la désinfection en dermatologie

La peau est notre première ligne de défense contre les agressions extérieures, notamment les agents infectieux. Lorsque son intégrité est compromise ou lorsqu'on intervient médicalement sur elle, le risque d'infections peut augmenter. La dermatologie, en tant que spécialité axée sur la peau, implique souvent des procédures invasives, allant des biopsies aux interventions chirurgicales, en passant par des traitements au laser ou des injections. Dans ce contexte, la stérilisation et la désinfection sont cruciales pour garantir la sécurité des patients et des professionnels de santé.

Prévention des infections : Toute intervention qui perce ou compromet la barrière cutanée peut introduire des micro-organismes dans le corps. Une désinfection et une stérilisation adéquates des instruments réduisent le risque d'infections post-procédurales, telles que les cellulites, les abcès ou les infections plus graves pouvant se propager dans le corps.

Respect des normes professionnelles : Les bonnes pratiques médicales incluent l'adhésion à des protocoles stricts pour assurer la propreté et la stérilité. Le non-respect de ces normes peut avoir des conséquences juridiques et éthiques pour le praticien.

Confiance des patients : Les patients doivent avoir confiance en la sécurité des procédures dermatologiques. Une hygiène irréprochable et des protocoles de stérilisation visibles renforcent cette confiance.

Longévité des équipements : Au-delà de la prévention des infections, la désinfection et la stérilisation appropriées peuvent prolonger la durée de vie des instruments et des équipements, en évitant la corrosion ou d'autres dégradations.

Protection du personnel médical : Les professionnels de santé sont également à risque lorsqu'ils traitent des patients. La stérilisation et la désinfection protègent également le personnel de la contamination potentielle par des agents infectieux.

Prévention de la résistance aux antibiotiques : En réduisant le risque d'infections, on limite le recours aux antibiotiques, ce qui contribue à lutter contre le développement de bactéries résistantes, un problème de santé publique mondial.

Diversité des pathogènes : La peau peut héberger une variété de micro-organismes, dont certains sont résistants aux désinfectants courants. Une stérilisation et une désinfection adéquates sont essentielles pour éliminer une gamme étendue d'agents pathogènes.

La stérilisation et la désinfection en dermatologie sont bien plus que de simples étapes procédurales. Elles représentent une composante fondamentale de la pratique médicale, garantissant la sécurité, la confiance et le bien-être des patients et des professionnels. Dans une spécialité où l'intégrité de la barrière cutanée est souvent mise à l'épreuve, ces précautions sont absolument indispensables.

Gestion des risques et prévention des infections nosocomiales

La gestion des risques et la prévention des infections nosocomiales sont au cœur des préoccupations des établissements de santé. Ces infections, acquises lors d'un séjour à l'hôpital ou dans une autre institution de santé, peuvent avoir des conséquences graves pour les patients et engendrer des coûts importants pour le système de santé. Adopter une démarche proactive en matière de prévention est essentiel pour garantir la sécurité des patients.

- **Comprendre les sources d'infections :** Les infections nosocomiales peuvent être causées par une variété d'agents pathogènes, allant des bactéries résistantes aux antibiotiques aux virus. Ces micro-organismes peuvent se transmettre par contact direct, par les mains du personnel soignant, par l'air ou par des surfaces contaminées.
- **Hygiène des mains :** C'est la mesure la plus efficace pour prévenir la transmission des infections. Le personnel doit être formé et encouragé à se laver les mains régulièrement et correctement, en utilisant du savon et de l'eau ou des solutions hydroalcooliques.
- **Protocoles de nettoyage :** Un nettoyage régulier et approfondi des locaux, notamment des zones à haut risque comme les blocs opératoires, est essentiel. Les surfaces, les instruments et l'équipement doivent être désinfectés avec des agents appropriés.
- **Isolement des patients :** Les patients porteurs ou suspectés d'être porteurs de micro-organismes contagieux doivent être isolés pour éviter la propagation de l'infection.
- **Formation du personnel :** Le personnel soignant doit être régulièrement formé aux bonnes pratiques,

aux protocoles de prévention des infections et à la gestion des épidémies.

Vaccination : Assurer la vaccination du personnel et des patients (quand c'est pertinent) contre des maladies comme la grippe peut réduire le risque de propagation d'infections.

Surveillance et audits : La mise en place d'un système de surveillance des infections nosocomiales permet de détecter rapidement les flambées et d'intervenir. Les audits réguliers aident à évaluer l'efficacité des mesures préventives mises en place.

Gestion des dispositifs médicaux : Les dispositifs invasifs, tels que les cathéters ou les respirateurs, doivent être manipulés avec soin et stérilisés ou remplacés régulièrement pour réduire le risque d'infection.

Communication : Informer les patients sur les risques d'infections, les symptômes à surveiller et les précautions à prendre peut les aider à participer activement à la prévention.

Réponse aux épidémies : Avoir un plan d'intervention en cas d'épidémie permet d'agir rapidement pour contenir la propagation et traiter les personnes affectées.

Évaluation des risques : Identifier les zones à haut risque, les populations vulnérables et les procédures susceptibles d'entraîner des infections est essentiel pour cibler les efforts de prévention.

La prévention des infections nosocomiales nécessite une approche globale, intégrant la formation, la surveillance, l'hygiène et la mise en œuvre de protocoles stricts. Tous les acteurs du système de santé, des médecins aux patients, ont un rôle à jouer pour garantir un environnement sûr et réduire au minimum le risque d'infections.

Rôle de l'infirmier dans la mise en œuvre des protocoles d'hygiène

L'infirmier joue un rôle central dans la prévention des infections et la garantie de la sécurité des patients en milieu hospitalier. Sa formation et son positionnement en première ligne des soins en font un acteur incontournable de l'hygiène. La mise en œuvre des protocoles d'hygiène est donc essentielle à sa pratique quotidienne. Voici une exploration approfondie de ce rôle crucial :

- **Promotion de l'hygiène des mains :** L'infirmier est un modèle pour le reste de l'équipe médicale, les patients et les visiteurs. Il veille à se laver les mains de manière régulière et méticuleuse, tout en sensibilisant son entourage à cette pratique fondamentale.
- **Utilisation des équipements de protection individuelle (EPI) :** L'infirmier sait quand et comment utiliser correctement les EPI, tels que les gants, masques, blouses, et lunettes de protection. Il s'assure également que ces équipements sont accessibles et utilisés par les autres membres de l'équipe soignante.
- **Formation et éducation :** L'infirmier participe activement à la formation continue sur l'hygiène hospitalière, se tenant informé des dernières recommandations. Il peut également être chargé de former les nouveaux membres du personnel aux protocoles d'hygiène établis.
- **Contrôle et surveillance :** En tant que maillon central du parcours patient, l'infirmier observe, signale et gère tout incident ou risque d'infection. Il participe souvent aux audits d'hygiène et contribue à la collecte de données sur les infections nosocomiales.
- **Gestion des déchets :** L'infirmier est responsable de l'élimination sécurisée des déchets, en particulier

des déchets médicaux potentiellement infectieux, en suivant les procédures strictes de tri et d'élimination.

Désinfection et stérilisation : L'infirmier veille à ce que le matériel utilisé soit correctement nettoyé, désinfecté ou stérilisé, selon les besoins. Il peut également être en charge de la vérification régulière de l'efficacité des autoclaves et d'autres dispositifs de stérilisation.

Prévention des infections associées aux dispositifs médicaux : L'infirmier s'assure de l'insertion aseptique des cathéters, de leur entretien et de leur retrait dans les conditions d'hygiène optimales.

Sensibilisation et communication : Il informe les patients et leur famille sur l'importance de l'hygiène, leur donne des conseils personnalisés et répond à leurs questions, réduisant ainsi les risques de transmission.

Collaboration : L'infirmier travaille en étroite collaboration avec les équipes d'hygiène hospitalière, contribuant à l'élaboration, la révision et l'application des protocoles d'hygiène.

Réponse aux épidémies : En cas de flambée infectieuse, l'infirmier est souvent en première ligne pour identifier les cas, mettre en place les mesures barrières et participer à la gestion de crise.

Plaidoyer : L'infirmier peut jouer un rôle de plaidoyer au sein de l'établissement pour l'allocation de ressources suffisantes à la prévention des infections, soulignant l'importance cruciale de l'hygiène pour la sécurité des patients.

L'infirmier est bien plus qu'un simple exécutant des protocoles d'hygiène. Il est un acteur majeur de leur mise en œuvre, de leur diffusion et de leur respect. Son engagement quotidien garantit non seulement le bien-être des patients, mais aussi la qualité des soins délivrés au sein de l'établissement.

Chapitre 29:
DERMATOLOGIE ET ESTHÉTIQUE

L'évolution de l'esthétique médicale

L'esthétique médicale, au fil du temps, s'est constamment transformée, adaptée et perfectionnée pour répondre aux aspirations changeantes de la société en matière de beauté, tout en intégrant les avancées technologiques et médicales. Voici un aperçu de cette évolution passionnante :

Origines et développement historique : Bien que les préoccupations esthétiques existent depuis l'Antiquité, la médecine esthétique en tant que discipline a réellement pris son essor au 20ème siècle. Des interventions telles que la rhinoplastie et la reconstruction mammaire sont apparues au lendemain des deux guerres mondiales, principalement pour traiter les blessures des soldats.

L'ère des années 1980 et 1990 : Avec l'émergence de la liposuccion dans les années 1980, la chirurgie esthétique a connu une popularité croissante. Dans les années 1990, l'apparition du Botox a révolutionné les traitements non invasifs, offrant une alternative aux interventions chirurgicales pour traiter les rides.

Technologie et innovation : Le 21ème siècle a vu l'avènement de technologies telles que les lasers, la radiofréquence, l'ultrason focalisé de haute intensité (HIFU) et la cryolipolyse. Ces techniques ont permis de traiter divers problèmes esthétiques sans recourir à la chirurgie.

Intégration d'une approche globale : Au-delà de traiter des zones spécifiques, l'approche est devenue plus holistique, cherchant à améliorer l'apparence générale du patient, et pas seulement une caractéristique isolée.

- **Naturalité et prévention :** Si, à une époque, l'esthétique médicale cherchait à obtenir des résultats spectaculaires, la tendance actuelle est à la recherche de résultats naturels, préférant la "prévention" à la "correction".
- **Diversité et individualisation :** La reconnaissance de la diversité des normes de beauté et la nécessité d'approches individualisées ont conduit à des protocoles de traitement plus adaptés à chaque patient, en tenant compte de ses spécificités ethniques, culturelles et individuelles.
- **Accessibilité accrue :** Avec la démocratisation des interventions esthétiques, une plus grande partie de la population y a accès. Les "lunchtime procedures", traitements rapides réalisés pendant la pause déjeuner, sont devenus populaires.
- **Régulation et éthique :** Face à la croissance rapide du secteur, la réglementation s'est renforcée pour assurer la sécurité des patients et maintenir des normes professionnelles élevées.
- **Tendance à la non-invasivité :** Les procédures non invasives, qui ne nécessitent pas de chirurgie, ont gagné en popularité grâce à leurs temps de récupération plus courts et à leurs risques réduits.
- **L'avenir :** Alors que la recherche continue, l'esthétique médicale pourrait bien intégrer des avancées telles que la médecine régénérative, les traitements géniques ou encore la personnalisation des traitements grâce à l'intelligence artificielle.

L'esthétique médicale a parcouru un long chemin depuis ses débuts. Tout en restant fidèle à sa mission fondamentale d'améliorer l'apparence et la confiance en soi, elle s'est adaptée aux nouvelles technologies, aux aspirations changeantes de la société et aux impératifs éthiques, tout en veillant toujours à la sécurité et au bien-être des patients.

Les implications éthiques de l'esthétique en dermatologie

L'esthétique en dermatologie, tout comme d'autres domaines de la médecine esthétique, est marquée par une série de préoccupations éthiques. Ces implications éthiques découlent de l'interaction entre le désir d'améliorer l'apparence physique, les attentes des patients, les responsabilités professionnelles des médecins et les limites des interventions médicales.

Normes de beauté sociétales : Les médias et la culture populaire imposent souvent des normes de beauté strictes, influençant la perception qu'ont les individus de la "beauté". Les praticiens doivent-ils adhérer à ces normes lorsqu'ils fournissent des soins esthétiques, ou devraient-ils adopter une approche plus neutre, centrée sur le patient?

Consentement éclairé : Il est impératif que les patients comprennent pleinement les risques, les bénéfices, les alternatives et les coûts des procédures esthétiques. Cela nécessite une communication transparente et honnête de la part des dermatologues.

Commercialisation et conflits d'intérêts : Étant donné que de nombreuses procédures esthétiques sont payées directement par les patients (hors couverture d'assurance), il existe un risque que les décisions cliniques soient influencées par des considérations financières plutôt que par l'intérêt supérieur du patient.

Réalisme des attentes : Certains patients peuvent avoir des attentes irréalistes quant aux résultats des interventions esthétiques. Il est de la responsabilité du dermatologue de gérer ces attentes et d'éviter de réaliser des interventions qui pourraient ne pas être bénéfiques ou même nuire au patient.

Accès et équité : Comme la plupart des procédures esthétiques sont coûteuses, cela soulève des préoccupations quant à l'équité d'accès aux soins, renforçant potentiellement les inégalités socio-économiques.

Sécurité et compétence : Avec la croissance rapide de la demande en matière d'esthétique, de nombreux praticiens sans formation spécialisée peuvent proposer des services. Cela pose des questions éthiques sur la compétence et la qualité des soins fournis.

Traitement des mineurs : Faut-il autoriser les interventions esthétiques chez les mineurs? Si oui, dans quelles circonstances et avec quelles précautions?

Pressions psychologiques : Certains patients peuvent chercher des solutions esthétiques à des problèmes qui sont en réalité psychologiques ou émotionnels. Identifier et adresser ces problèmes sous-jacents est crucial.

Respect de l'autonomie du patient : Dans quelle mesure les désirs esthétiques d'un patient devraient-ils être honorés, en particulier lorsqu'ils semblent aller à l'encontre de la norme médicale ou de la prudence clinique?

Innovations technologiques : De nouvelles techniques et technologies émergent constamment. Leur adoption précoce, avant que leur efficacité et leur sécurité ne soient pleinement établies, pose des dilemmes éthiques.

La dermatologie esthétique, tout en offrant des avantages considérables en matière de confiance et de bien-être, nécessite une réflexion éthique approfondie. Les dermatologues doivent équilibrer les désirs des patients avec les normes professionnelles, tout en naviguant dans les complexités de la médecine moderne.

Rôle de l'infirmier
dans les procédures esthétiques

Le rôle de l'infirmier dans les procédures esthétiques s'est considérablement développé ces dernières années. Avec la croissance rapide de l'industrie de la médecine esthétique, les infirmiers jouent un rôle essentiel pour assurer des soins de qualité, sécuritaires et centrés sur le patient. Voici une vue d'ensemble du rôle de l'infirmier dans ce contexte :

Évaluation initiale : L'infirmier évalue le patient avant toute procédure esthétique. Cela inclut la prise des antécédents médicaux, une évaluation des médicaments actuels, des allergies, et la compréhension des motivations et des attentes du patient concernant la procédure envisagée.

Éducation du patient : L'infirmier fournit des informations détaillées sur la procédure, ses avantages, ses risques potentiels, les soins post-procéduraux et les résultats attendus. Cette éducation assure que le patient donne un consentement éclairé.

Préparation du patient : Avant la procédure, l'infirmier peut être responsable de la préparation du patient, ce qui peut inclure le nettoyage de la zone à traiter, l'application d'anesthésiques topiques, et la vérification des équipements nécessaires.

Assistance pendant la procédure : L'infirmier assiste souvent le dermatologue ou le chirurgien esthétique pendant la procédure, en fournissant les instruments nécessaires, en surveillant le patient et en s'assurant que tout se passe bien.

Soins post-procéduraux : Après la procédure, l'infirmier donne des instructions sur les soins à domicile, surveille le patient pour d'éventuels effets indésirables, et s'assure que le patient se sent bien avant de quitter la clinique.

Suivi : L'infirmier peut être responsable du suivi post-procédural, vérifiant la guérison, s'assurant que le patient est satisfait des résultats et adressant toute complication ou préoccupation.

Compétences techniques : Dans certaines juridictions et sous la supervision d'un médecin, les infirmiers peuvent réaliser certaines procédures esthétiques, comme les injections de Botox ou de produits de comblement dermique.

Gestion des complications : L'infirmier est souvent le premier point de contact pour les patients qui ont des préoccupations après une procédure. Ils doivent être formés pour reconnaître les complications et pour savoir quand orienter le patient vers le médecin.

Formation continue : Le domaine de la médecine esthétique évolue rapidement avec de nouvelles techniques, produits et technologies. Les infirmiers doivent se tenir informés et participer régulièrement à la formation continue.

Aspects éthiques : Comme mentionné précédemment, la médecine esthétique comporte de nombreuses implications éthiques. Les infirmiers doivent naviguer avec sensibilité, en mettant toujours les besoins et les souhaits du patient au premier plan, tout en maintenant une pratique basée sur des preuves.

L'infirmier joue un rôle polyvalent et essentiel dans le domaine de la médecine esthétique. De l'évaluation initiale au suivi, ils assurent que le patient reçoit des soins complets, sûrs et de qualité.

Chapitre 30:
EVOLUTION ET CARRIÈRE
EN DERMATOLOGIE

Possibilités de spécialisation

En dermatologie, comme dans de nombreuses disciplines médicales, il existe un éventail de possibilités de spécialisation pour les infirmiers. Ces spécialisations permettent aux professionnels d'acquérir une expertise approfondie dans des domaines spécifiques de la dermatologie, garantissant ainsi des soins de haute qualité adaptés aux besoins spécifiques des patients. Voici quelques possibilités de spécialisation pour les infirmiers en dermatologie :

- **Dermatologie pédiatrique** : Spécialisation centrée sur les affections cutanées des nourrissons, des enfants et des adolescents. Elle couvre des conditions comme l'eczéma, les naevus, les affections génétiques et plus encore.
- **Oncologie cutanée** : Axée sur la prévention, la détection, le traitement et les soins des patients atteints de cancers de la peau, comme le mélanome, le carcinome basocellulaire et le carcinome spinocellulaire.
- **Dermatologie chirurgicale** : Concentration sur les techniques et procédures chirurgicales telles que l'excision de tumeurs, la chirurgie Mohs et d'autres interventions correctives ou esthétiques.
- **Dermatologie cosmétique** : Focalisée sur les procédures esthétiques non invasives comme les injections de Botox, les produits de comblement, la thérapie au laser et d'autres traitements anti-âge.

- **Dermatologie infectieuse :** Spécialisation dans les affections cutanées causées par des bactéries, des virus, des champignons ou des parasites.
- **Immunodermatologie :** Axée sur les maladies de la peau liées au système immunitaire, telles que le lupus, le psoriasis et le pemphigus.
- **Photodermatologie :** Concentration sur les maladies de la peau liées à l'exposition au soleil et aux traitements utilisant la lumière, tels que la photothérapie.
- **Dermatologie des cheveux et du cuir chevelu :** Spécialisation dans les affections comme l'alopécie, les infections du cuir chevelu et d'autres troubles liés aux cheveux.
- **Soins des plaies :** Concentration sur la gestion et le traitement des plaies chroniques, comme les ulcères veineux ou diabétiques et les brûlures.
- **Dermatologie génétique :** Spécialisée dans les affections cutanées héréditaires et génétiques.
- **Psycho-dermatologie :** Focalisation sur le lien entre l'esprit et la peau, traitant des conditions comme le prurit psychogène, la trichotillomanie, et d'autres affections où les facteurs psychologiques jouent un rôle clé.
- **Dermatologie des peaux ethniques :** Concentration sur les particularités et les affections cutanées plus courantes dans certaines populations ethniques.

La formation nécessaire pour ces spécialisations peut varier selon la région ou le pays. Elle peut inclure une combinaison de formation clinique, de cours théoriques et de formation continue. La spécialisation permet non seulement d'améliorer la qualité des soins, mais aussi d'offrir des opportunités de carrière enrichissantes et de leadership pour les infirmiers.

Formation continue et mise à jour des compétences

La médecine, en constante évolution, nécessite que les professionnels de santé s'engagent dans une formation continue pour rester à jour avec les dernières avancées, techniques, et directives cliniques. Dans le domaine de la dermatologie, cette exigence est tout aussi impérative. Voici comment la formation continue et la mise à jour des compétences peuvent être abordées pour un professionnel de la dermatologie, en particulier un infirmier spécialisé :

Cours et Ateliers : De nombreux instituts, universités et associations professionnelles proposent des cours, des ateliers et des séminaires sur des sujets spécifiques, permettant aux infirmiers de se familiariser avec les dernières techniques et tendances.

Conférences et Congrès : Participer à des conférences nationales ou internationales donne accès à des recherches de pointe, à des présentations par des experts du domaine, et offre également la possibilité de réseauter avec d'autres professionnels.

Certifications supplémentaires : Certaines spécialités ou techniques peuvent nécessiter une certification supplémentaire. Obtenir ces certifications non seulement augmente la compétence, mais peut également ouvrir la porte à de nouvelles opportunités professionnelles.

Publications et revues professionnelles : S'abonner et lire régulièrement des revues spécialisées en dermatologie aide à rester informé des dernières recherches et avancées dans le domaine.

Formations en ligne : Avec la montée du numérique, de nombreux cours et formations sont maintenant disponibles en ligne, offrant une flexibilité pour les apprenants.

Simulations et formations pratiques : Pour les techniques invasives ou les nouvelles procédures, les simulations sur mannequin ou la formation en réalité virtuelle peuvent offrir une manière sans risque de pratiquer et d'acquérir de la compétence.

Groupes de discussion et forums : Rejoindre des forums en ligne ou des groupes de discussion permet d'échanger des expériences, des défis et des solutions avec d'autres professionnels du même domaine.

Adhésion à des associations professionnelles : Être membre d'associations professionnelles peut offrir un accès à des ressources, des formations, et des mises à jour régulières spécifiques à la dermatologie.

Retours d'expérience et supervision : Travailler sous la supervision d'un senior ou obtenir des retours d'expérience réguliers aide à l'amélioration continue.

Engagement dans la recherche : Participer à des études cliniques, des revues systématiques, ou même mener sa propre recherche peut grandement contribuer à approfondir ses connaissances et compétences.

La formation continue est cruciale pour tout professionnel de santé. Pour un infirmier en dermatologie, elle garantit non seulement une prise en charge optimale des patients mais renforce également sa crédibilité professionnelle, assure sa progression de carrière et répond aux exigences éthiques et déontologiques de la profession.

Le futur de la dermatologie : nouvelles avancées et technologies

La dermatologie, à l'instar de nombreux autres domaines médicaux, est en constante évolution. Les avancées technologiques, la recherche biomédicale et les découvertes scientifiques convergent pour façonner l'avenir de cette spécialité. Abordons d'une manière fluide les perspectives prometteuses pour le futur de la dermatologie :

Au cœur de la révolution médicale moderne, la dermatologie connaît une mutation profonde. Les technologies numériques, les découvertes moléculaires et les nouvelles modalités thérapeutiques transforment la manière dont les professionnels diagnostiquent, traitent et suivent les maladies cutanées.

La **télémédecine**, qui a déjà commencé à s'implanter, prendra une place encore plus prédominante. Les consultations virtuelles deviendront monnaie courante, facilitant l'accès aux soins pour ceux vivant dans des régions éloignées ou à mobilité réduite. Grâce à des algorithmes avancés et à l'apprentissage automatique, des outils d'**intelligence artificielle** assisteront les dermatologues dans le diagnostic de lésions cutanées, offrant une précision souvent supérieure à l'œil humain seul.

Sur le front thérapeutique, l'explosion des **thérapies biologiques** cible désormais des maladies comme le psoriasis ou l'eczéma à un niveau moléculaire, offrant des traitements personnalisés basés sur la génétique du patient. Ces traitements, moins invasifs et plus ciblés, réduisent les effets secondaires tout en améliorant l'efficacité.

Les **nanotechnologies** se frayent également un chemin dans le domaine de la dermatologie. Imaginez des nanoparticules conçues pour administrer des médicaments directement à une cellule ou un groupe de cellules malades, maximisant l'effet thérapeutique tout en minimisant les dommages aux tissus sains.

La **biotechnologie** s'étend à la régénération cutanée. Pour les grands brûlés ou les personnes souffrant de lésions cutanées graves, des laboratoires cultivent déjà de la peau en laboratoire. Dans le futur, cette technologie pourrait même permettre de créer une peau sur mesure pour les patients, avec des caractéristiques spécifiques.

Les **wearables**, ou technologies portables, tels que les patchs intelligents, surveilleront la santé de la peau en temps réel, alertant les utilisateurs et les médecins de tout changement suspect. Cela pourrait s'avérer particulièrement utile pour les patients à haut risque de mélanome ou d'autres cancers cutanés.
La dermatologie cosmétique, elle aussi, ne reste pas en marge. Des lasers toujours plus précis, des fillers biodégradables ou des traitements anti-âge novateurs sont en développement, promettant des résultats naturels et durables.

Toutefois, ces avancées, aussi prometteuses soient-elles, viennent avec leur lot de défis éthiques, réglementaires et de formation. Mais une chose est sûre : le futur de la dermatologie semble radieux, avec l'espoir de solutions toujours plus efficaces, personnalisées et moins invasives pour les patients.

Chapitre 31:
CONCLUSION ET RESSOURCES COMPLÉMENTAIRES

Ressources pour approfondir ses connaissances

Si vous souhaitez approfondir vos connaissances en dermatologie, voici une liste de ressources pertinentes, allant des ouvrages de référence aux revues spécialisées, en passant par des plateformes en ligne et des associations professionnelles :

1. Ouvrages de Référence :
   - "Fitzpatrick's Dermatology in General Medicine" – un ouvrage classique souvent cité comme la "bible" de la dermatologie.
   - "Dermatology: 2-Volume Set" par Jean L. Bolognia, Julie V. Schaffer, et Lorenzo Cerroni – un autre ouvrage de référence très respecté.
2. Revues spécialisées :
   - *Journal of the American Academy of Dermatology (JAAD)* – une publication phare pour les dernières recherches en dermatologie.
   - *British Journal of Dermatology* – une revue renommée offrant des recherches de haute qualité.
   - *Dermatologic Clinics* – axée sur les revues de la littérature actuelle et les mises à jour sur des sujets spécifiques.
3. Ressources en ligne :
   - **DermNet NZ** – une ressource en ligne complète offrant des images, des descriptions et des traitements pour une multitude de conditions cutanées.

- **Medscape Dermatology** – propose des articles, des études de cas et des nouvelles liées à la dermatologie.

4. Associations et Organisations :
- **American Academy of Dermatology (AAD)** – offre une multitude de ressources pour les professionnels, des actualités du secteur aux formations continues.
- European Academy of Dermatology and Venereology (EADV) – une organisation pour les dermatologues en Europe.
- **International League of Dermatological Societies (ILDS)** – se focalise sur la collaboration internationale en dermatologie.

5. Conférences et Cours :
- Des événements tels que le *Dermatology World Congress* ou les réunions annuelles de l'AAD offrent d'excellentes opportunités de formation continue, de mise en réseau et d'apprentissage sur les dernières avancées dans le domaine.

6. Plateformes éducatives en ligne :
- **Coursera** et **edX** – offrent des cours en dermatologie, dispensés par des universités renommées.
- **Derm101** – une plateforme dédiée à la formation en dermatologie.

7. Forums et groupes de discussion :
- Des forums comme *DermTalk* permettent aux professionnels de la dermatologie de discuter, de poser des questions et de partager des informations.

Ces ressources sont un bon point de départ, mais il est essentiel de continuer à chercher des informations actualisées et à participer régulièrement à des formations continues pour rester au courant des dernières avancées en dermatologie.

Approfondir ses connaissances en dermatologie nécessite des ressources fiables et à jour. Pour les francophones, voici une liste de ressources pertinentes :

1. Ouvrages de Référence :
    "Dermatologie et infections sexuellement transmissibles" de Jean-Claude Beani et Bernard Guillot - un guide complet pour les professionnels de la santé.
    "Précis de dermatologie" de Henri Adamski et Arnaud Bourdin - un livre destiné aux étudiants en médecine, mais aussi utile aux praticiens.
2. Revues spécialisées :
    Annales de Dermatologie et de Vénéréologie - une publication phare dans le monde francophone pour les dernières recherches en dermatologie.
    Revue Française de Dermatologie - offre des articles scientifiques, des cas cliniques et des actualités du domaine.
3. Ressources en ligne :
    Dermato-Info - le site de la Société Française de Dermatologie (SFD) destiné au grand public mais qui regorge d'informations utiles.
    Fondation Dermatite Atopique - une plateforme d'information sur la dermatite atopique.
4. Associations et Organisations :
    Société Française de Dermatologie (SFD) - propose de nombreuses ressources pour les professionnels, allant des actualités du secteur aux formations continues.
    Association Française d'Étude des Allergies (A.F.E.A) - se focalise sur les allergies cutanées et leurs traitements.
5. Conférences et Cours :
    La *Journée Dermatologique de Paris* et les *Journées Dermatologiques de Nice* sont des rendez-vous

incontournables pour les dermatologues francophones.

6. Plateformes éducatives en ligne :

- **Université Médicale Virtuelle Francophone (UMVF)** - propose des cours en dermatologie, accessibles gratuitement.
- **Medflixs** - une plateforme de formation médicale continue en vidéo pour les professionnels de santé.

7. Forums et groupes de discussion :

- Les forums spécialisés comme ceux de la *SFD* ou d'autres associations professionnelles offrent des espaces d'échange entre professionnels sur des cas cliniques ou des thématiques spécifiques.

8. Centres de formation :

- De nombreuses universités et écoles en France proposent des formations, des diplômes universitaires (DU) et des inter-universitaires (DIU) en dermatologie. Par exemple, la Sorbonne Université à Paris, l'Université Claude Bernard à Lyon, et bien d'autres à travers la France.

Il est toujours essentiel de vérifier régulièrement les sources d'information, surtout dans un domaine aussi dynamique que la dermatologie, où les nouvelles découvertes et techniques émergent constamment.

Réseaux professionnels et associations

Les réseaux professionnels et associations jouent un rôle crucial dans la formation, l'information, la mise en réseau et la défense des intérêts des professionnels de la dermatologie. Pour les francophones, voici une liste des principaux réseaux et associations dans le domaine de la dermatologie :

Société Française de Dermatologie (SFD) : C'est la principale organisation représentative des dermatologues en France. Elle organise des congrès, des formations continues, et publie des recommandations cliniques.

Groupe Laser de la Société Française de Dermatologie : Ce groupe rassemble des dermatologues intéressés par l'utilisation des lasers en dermatologie. Ils proposent des formations, des échanges sur les meilleures pratiques et des recherches sur les nouvelles technologies.

Association Française de Dermatologie Pédiatrique (AFDP) : Elle réunit des dermatologues spécialisés dans les affections cutanées des enfants.

Société Dermatologique Francophone d'Afrique Sub-Saharienne (SODEFRASS) : Une association destinée à promouvoir la dermatologie dans les pays francophones d'Afrique subsaharienne.

Réseau de Dermatologie Esthétique et Correctrice (RDEC) : Il se concentre sur l'aspect esthétique de la dermatologie, offrant une plateforme d'échange sur les dernières techniques et innovations.

Syndicat National des Dermatologues-Vénéréologues (SNDV) : Il défend les intérêts professionnels des dermatologues en France, abordant des questions comme la réglementation, la tarification et les relations avec les autres acteurs du secteur de la santé.

EADV (European Academy of Dermatology and Venereology) : Bien que pas strictement francophone, cette académie européenne est importante pour les dermatologues français et belges qui souhaitent se connecter à un réseau plus large en Europe.

Fédération Internationale des Sociétés de Dermatologie (IFD) : Cette organisation mondiale encourage la collaboration entre les sociétés de dermatologie de différents pays.

Forum des Dermatos Francophones (FDF) : Une plateforme en ligne qui permet aux dermatologues francophones de discuter de divers sujets, de partager des cas cliniques et de se tenir informés des dernières nouvelles du domaine.

Groupes de recherche : Il existe plusieurs groupes de recherche qui se concentrent sur des sous-spécialités ou des problèmes spécifiques, tels que le Groupe de Recherche sur le Psoriasis de la SFD ou le Groupe de Recherche en Dermatologie Infectieuse.

Il est recommandé aux dermatologues et aux professionnels du secteur de s'associer ou d'adhérer à au moins une de ces organisations afin de rester à jour, d'élargir leur réseau professionnel et de contribuer à l'avancement de la dermatologie francophone.

Épanouissement personnel et professionnel en dermatologie

L'épanouissement personnel et professionnel est un objectif que de nombreux professionnels de la santé, dont les dermatologues, cherchent à atteindre. En dermatologie, ce sentiment d'accomplissement découle d'une combinaison de facteurs intrinsèques et extrinsèques.

1. Impact Direct sur les Patients :
La dermatologie offre l'opportunité d'améliorer la qualité de vie des patients. Pour beaucoup, les affections cutanées peuvent avoir un impact émotionnel profond, allant de la simple gêne à des problèmes de confiance en soi ou même à la dépression. En aidant à traiter ces affections, un dermatologue peut apporter un changement positif significatif dans la vie de ses patients.

2. Diversité des Cas :

La dermatologie est un domaine vaste avec une variété de conditions allant des affections courantes comme l'acné ou l'eczéma aux cas plus complexes comme les maladies auto-immunes ou les cancers cutanés. Cette diversité peut être stimulante et offre une occasion d'apprendre et de grandir constamment.

3. Équilibre Travail-Vie Personnelle :

Contrairement à certaines autres spécialités médicales, la dermatologie peut souvent offrir un meilleur équilibre entre le travail et la vie personnelle. Les urgences vitales sont plus rares, permettant aux dermatologues d'avoir des horaires plus prévisibles.

4. Possibilités de Spécialisation :

De la chirurgie dermatologique à la dermatologie esthétique, en passant par la pédodermatologie ou la dermato-allergologie, il existe de nombreuses sous-spécialités qui permettent aux dermatologues de suivre leurs passions et intérêts particuliers.

5. Innovations Continues :

Avec l'avancement de la technologie et de la recherche, la dermatologie est constamment en évolution. Cela offre des opportunités passionnantes de rester à la pointe de la médecine et d'adopter de nouvelles techniques et traitements.

6. Interactions Multidisciplinaires :

La peau étant le reflet de la santé interne, les dermatologues collaborent souvent avec d'autres spécialistes, ce qui enrichit leur expérience professionnelle.

7. Opportunités Académiques et de Recherche :

Pour ceux qui sont inclinés, il existe de nombreuses opportunités dans le monde universitaire pour enseigner, mener des recherches et contribuer à la littérature médicale.

8. Reconnaissance Professionnelle :

Être expert dans un domaine médical spécifique offre une reconnaissance professionnelle, que ce soit parmi les pairs, au sein de la communauté ou au niveau international lors de conférences ou de publications.

Cependant, comme tout métier, la dermatologie a aussi ses défis. La gestion des attentes des patients, la pression de rester à jour avec les avancées rapides et la gestion des aspects administratifs et entrepreneuriaux d'un cabinet peuvent être stressants. Néanmoins, avec le soutien, la formation continue et une perspective équilibrée, la dermatologie peut être une carrière extrêmement gratifiante et épanouissante.

Retrouvez chacun de mes livres publiés sur Amazon sur le lien suivant :

https://www.amazon.fr/dp/B0CP8T3K57

Pour un prix unitaire beaucoup plus intéressant, vous pouvez également acheter l'intégralité de mes livres en format e-books (pdf) sur le site internet suivant :

http://espaceformation-ide.com

Avec toute ma considération…

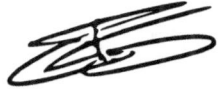

www.ingramcontent.com/pod-product-compliance
Lightning Source LLC
Chambersburg PA
CBHW072152290526
45794CB00004B/1489

* 9 7 9 8 8 6 3 9 5 0 9 8 3 *